古医

奇方妙治

薛己

李春深◎主编

U0244695

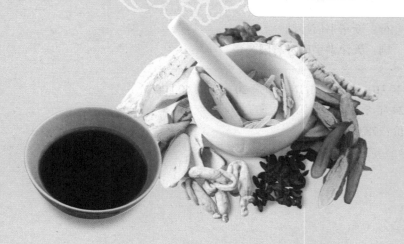

天津出版传媒集团

天津科学技术出版社

图书在版编目（CIP）数据

古医薛己奇方妙治 / 李春深主编 . -- 天津 : 天津
科学技术出版社 , 2024.5

ISBN 978-7-5742-1771-3

Ⅰ.①古… Ⅱ.①李… Ⅲ.①验方—汇编—中国—明
代 Ⅳ.①R289.348

中国国家版本馆 CIP 数据核字 (2024) 第 023631 号

古医薛己奇方妙治
GUYI XUEJI QIFANGMIAOZHI
责任编辑：张建锋

出　　版：天津出版传媒集团
　　　　　天津科学技术出版社
地　　址：天津市西康路 35 号
邮　　编：300051
电　　话：（022）23332400
网　　址：www. tjkjcbs. com. cn
发　　行：新华书店经销
印　　刷：天津泰宇印务有限公司

开本 710×1000　1/16　印张 20　字数 400 000
2024 年 5 月第 1 版第 1 次印刷
定价：78.00 元

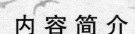

内 容 简 介

　　本书上篇内容选自明代医学家薛己所著的《外科发挥》，分为八卷，分肿疡、溃疡、瘰疬、杨梅疮等三十多种病症，简述脉证治则，次列病案，详记患者性别、症状、治疗过程、病情分析、诊断及治疗方药，附方两百多首。

　　诊断注重望诊和切诊，辨证准确。治疗以内治为主，长于温补。全书除十余首为外用方外，其余均为内治方。

　　医案均为薛己亲自诊疗的案例，叙述简明，医案真实，层次清晰，实用性强。

　　下篇内容选摘薛己的《内科摘要》，分为两卷。为薛己诊治内科杂病的经验实录，内容广泛。书中采用医话体例，叙述证治经历，或内伤酷似外感，或虚损面貌似实证，剖判疑似，颇中肯綮。

　　本次整理精选优秀底本，内容准确，排版规范，便于读者学习查阅。

　　另外，中医讲究"辨证施治"，因个体差异不同，奇方未必适合所有人，建议配合医院的诊断并遵医嘱使用。重大疾病请及时就医。

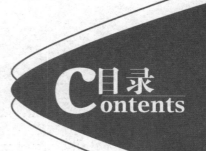

目录 Contents

上篇 · 外科发挥

第一卷

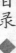

目录

第二卷

第三卷

目录

第四卷

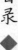

目录

第六卷

目录

第七卷

目录

第八卷

目
录

下篇·内科摘要

.第一卷

第二卷

目录

目录

目录

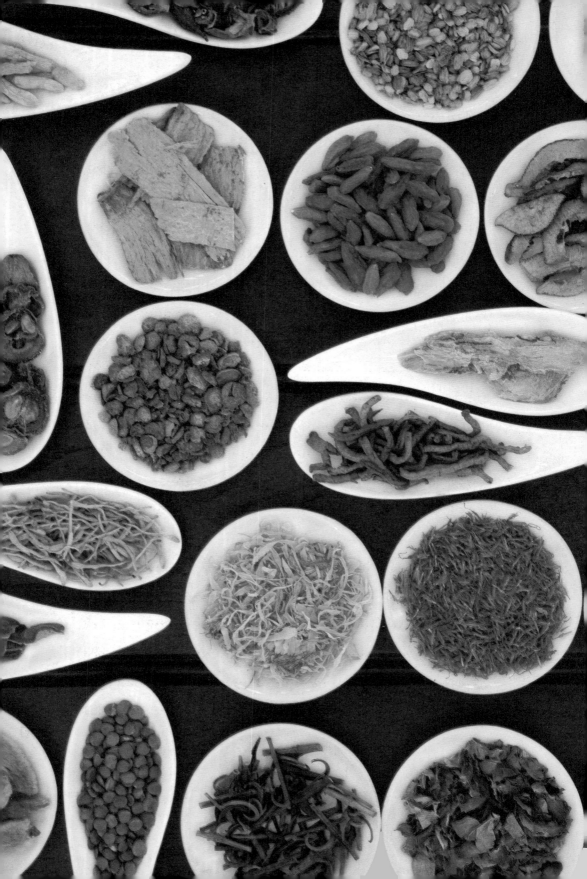

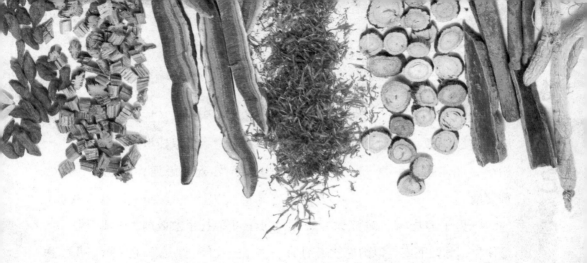

上篇 · 外科发挥

第一卷

 肿疡（谓疮疡未出脓者）

肿高，痛脉浮者，邪在表也，宜托之；肿硬痛深脉沉者，邪在内也，宜下之；外无焮肿，内拘急，或头痛者，邪在表也，宜散之；大痛，或不痛者，邪气实也，隔蒜灸之，更用解毒；烦躁饮冷，痛脉数者，邪在上也，宜清之；恶寒而不溃者，气实兼寒邪也；宜宣而补之；痛发热，汗多大渴，便秘谵语者，结阳证也，宜下之；不作脓，或熟而不溃者，虚也，宜补之。

一男子胸患痈，肿高焮痛，脉浮而紧，以内托复煎散二剂，表证悉减；以托里消毒散，四剂而消。

一男子腹患痈，肿硬愈闷，烦热便秘，脉数而实。以黄连内疏汤，一剂少愈；以黄连解毒汤，二剂顿退；更以金银花散四剂，出水而消。

一男子患腿痛而不焮肿，内亦便利调和，用托里荣卫汤数剂而消。

一妇人项患毒，焮痛发寒热，以荆防败毒散，二剂少愈；以小柴胡汤加连翘、牛蒡子、桔梗，四剂而消。

一妇人项患毒，焮痛发寒热。以荆防败毒散，二剂少愈；以小柴胡汤，加连翘、牛蒡子、桔梗，四剂而消。

一男子肩患毒，焮痛饮冷，烦躁便秘，脉数而实。以清凉饮二剂少愈；以金银花散四剂悉退；又以十宣散，去桂加天花粉、金银花，数剂，疮头溃而痊。

一妇人臂患肿，恶寒不作脓。以十宣散六剂而溃；以托里散数剂而瘳。

一男子患痛，肿硬疼痛，发热烦躁，饮冷，脉沉实，大便秘，乃邪在脏也。用内疏黄连汤疏，四剂而消。

一男子内股患毒，肿硬痛甚，不作脓。隔蒜灸五十余壮，势退七八；以仙方活命饮，四剂而脓成；用十宣散，六剂脓溃而愈。凡疮大痛，或不痛麻木，灸最良。

一妇人臂肿，未成脓，饮食少思，遇劳作痛发热。以补中益气汤二剂，痛少止；以补气血健脾胃药而消。

一男子素弱，胸患痛，饮食少而倦。以六君子汤加芎、归、芪，脓成，针之；更以托里药而愈。

一妇人胁患痛，未成脓，恶寒脉紧。以十宣散加柴胡二剂，表证悉退；更以托里散数剂，脓溃而愈。

一妇人臂患毒肿硬，咽喉壅塞，四肢逆冷，发寒热。以五香连翘汤二剂，顿愈；以疮科流气饮四剂而消。

一男子臂患痛，脉弦紧有力。以白芷升麻汤二剂顿退；又二剂而消。

一妇人肩下患毒，脉弦紧。以白芷升麻汤二剂，表证已退；更以托里药溃之而愈。

一男子臂患痛，不作脓。灸以豆豉饼，及饮托里药三十余剂而溃，又月余而瘳。

一男子脓熟不溃，予欲针之，补以托里。彼不信，乃服攻毒药，及致恶心少食，始悟而用针。更以六君子汤，加藿香、当归四剂，稍可；再以加味十全大补汤，数剂而敛。凡疮脓熟，不行针刺，脓毒侵蚀，轻者难疗，重者不治。老弱之人，或偏僻之处，及紧要之所，若一有脓，宜急针之，更以托里，庶无变证。

一男子患毒作痛。服寒凉药，痛虽止而食愈少，疮亦不溃。以六君子汤而食进，再以托里药者，以温热之剂散之。因风而痛者，除其风。因湿而痛者，导其湿。燥而痛者润之。塞而痛者通之。虚而痛者补之。实而痛者泻之。脓郁而闭者开之。恶肉侵蚀者去之。阴阳不和者调之。经络秘涩者利之。慎勿概用寒凉之药。况血脉喜温而恶寒，若冷气入里，血即凝滞，反为难瘥之证矣。

一男子素弱，肘患肿。欲内消，服凉药，反致作泻少食。以二神丸及香砂六君子汤加肉豆蔻木坚固。次以行经活血药佐之，参以经络时令，使毒瓦斯外发，施治之早，可以内消。此内托之意也。又云：肿疡内外皆壅，宜以托里表散为主。如欲用大黄，宁无孟浪之非？溃疡内外皆虚，宜以补接为主。如欲用香散，未免虚虚之失。大抵痈肿之证，不可专泥于火为患。经云：营气不从，逆于肉理，乃生痈肿。又云：形伤痛，气伤肿，六淫七情，皆能致之。况禀有虚实，及老弱不同，岂可概用寒凉之药？设若毒始聚，脓未作，势不盛，庶可消。尤当推其病因，别其虚实，若概用寒凉药，必致误事。如脓将成，邪盛气实，用消毒之剂，先杀其毒，虽作脓不为大苦，溃亦不甚。若就用托里，必益其势。如脓将成不成及不溃，方用托里。脓成势盛者针之，脓一出，诸证悉退矣。

附　方

内托复煎散

治疮疡肿在外，其脉多浮。邪气胜，必侵内，宜用此药托之。

地骨皮、黄芩（炒）、茯苓、白芍药（炒）、人参、黄芪（盐水拌炒）、白术（炒）、桂皮、甘草（炙）、防己（酒拌）、当归（酒拌，各一钱）　防风（二钱）

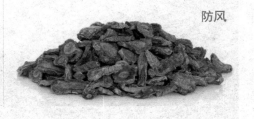

防风

上篇·外科发挥 第一卷

咬咀，先以苍术一升，水五升，煎。去术，入药，再煎至二升，终日饮之。苍术渣外，再煎服。

托里消毒散

治疮疽已攻发不消者，宜服此药，未成即消，已成即溃，腐肉易去，新肉易生。如有疮口，宜贴膏药。敛即不用，切不可用生肌之药。

人参、黄芪（盐水拌炒）、当归（酒拌）、川芎、白术（炒）、茯苓、芍药（各一钱） 浓朴（姜制）、白芷、甘草（各五分）

作一剂，水二钟，煎八分服。

内疏黄连汤

（又名黄连内疏汤）

治疮疡肿硬，发热作呕，大便秘涩，烦躁饮冷，呕哕心烦，脉沉实。此邪在脏也。急服以内除之，使邪不得犯经络。

黄连、山栀、当归（酒拌）、芍药、木香、槟榔、黄芩、薄荷、桔梗、甘草（各一钱） 连翘、大黄（炒，各二钱）

作一剂，水二钟，煎八分，食

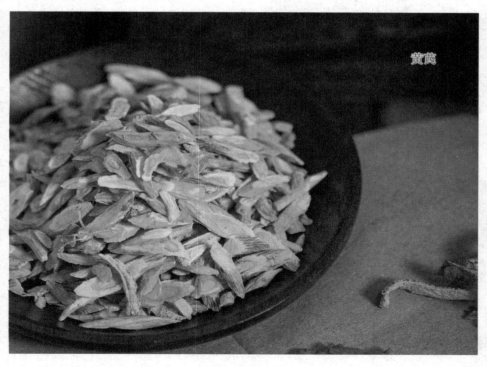

黄芪

前服。

黄连解毒汤（方见疮疡作呕）

荆防败毒散（方见疔疮）

隔蒜灸法仙方 活命饮 清凉饮

十宣散（四方见发背）

香砂六君子汤（方见作呕）

破棺丹（方见发背）

托里散

治疮疡饮食少思，或不腐，不收敛。

人参、黄芪（盐水拌炒）、当归（酒拌）、川芎、白术（炒）、茯苓、芍药

（各一钱） 浓朴（姜制）、白芷、甘草

（各五分）

作一剂，水二钟，煎八分服。

代针膏

脓熟不溃。

乳香（二分） 白丁香（细直者是）、巴豆（去壳炒焦）、碱（各五分）

上药为末，热水调，点疮头上，常以碱水润之，勿令干也。

托里荣卫汤

治疮疡外无焮肿，内亦便利调

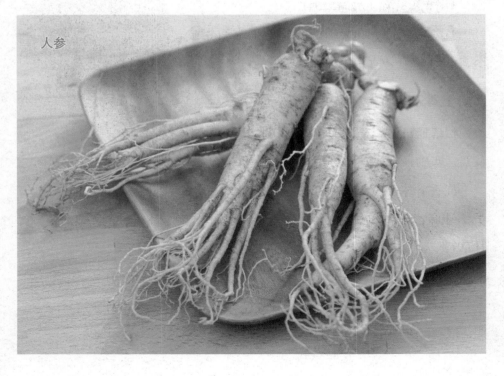

人参

和，乃邪在经络，宜用此药调理。

黄芪（炒）、红花（各一钱）桂枝（七分）苍术（米泔浸炒）、柴胡、连翘、羌活、防风、当归身、生黄芩（各一钱半）甘草（炙）、人参（各一钱）苍术（三钱）

上㕮咀，作一剂。水一大盏，酒一大盏，同煎至一盏，去滓，大温服。

金银花散（方见作呕）

小柴胡汤（方见瘰疬）

黄连消毒散（方见脑疽）

补中益气汤（方见溃疡发热）

六君子汤（方见作呕）

十全大补汤（方见溃疡发热）

五香连翘汤

治诸疮初觉，一二日便厥逆，咽喉塞，寒热。

沉香、木香、麝香、连翘、射干、升麻、丁香、独活、桑寄生、甘草（炙，各一钱）大黄、木通、乳香（各一钱五分）

每服五钱，水一钟，煎八分，温服，取利。

疮科流气饮（方见流注）

白芷升麻汤

治手臂患痈，左右手脉皆短，中按之俱弦，按下洪缓有力，此得之八风之变也。

白芷（一钱五分）升麻、桔梗（各一钱）生黄芩（二钱）红花、甘草（炙，各五分）黄芩、黄芪（各一钱）酒（半钟）

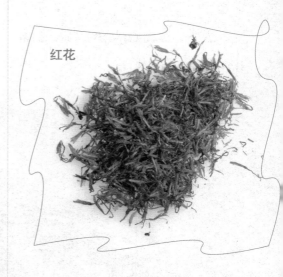

红花

作一剂，水一钟半，煎八分，食远服。

豆豉饼（方见臀痈）

二神丸（方见作呕）

006

溃疡（谓疮疡已出脓者）

脓熟不溃者，阳气虚也，宜补之；瘀肉不腐者，宜大补阳气，更以桑木灸之；脓清，或不敛，虚也，宜补之；寒气袭于疮口，不敛或陷下不敛者，温补之；脉大无力，或涩微者，气血俱虚也，峻补之；出血或脓多，烦躁不眠者，乃亡阳也，急补之。

一男子患痈，脓成不溃，投以补剂而溃，更以健脾药而愈。丹溪云："气血壮实，脓自涌出。"信夫。

一男子溃而瘀肉不腐，以参、芪、归、术，峻补气血，更以桑木灸之，腐而愈。

一童子腋下患痈，不敛脓清，脉大倦怠，懒食少寐，自汗口干。以内补黄芪汤，及豆豉饼灸俱虚也。非补不可。

一男子腰患毒，脓熟不溃，针之脓大泄，反加烦躁。以圣愈汤四剂而宁，更以人参养荣汤，补益。务使气血平复，否则更患他证，必难治疗，慎之。

一妇人患臂痈，疮口紫陷，脓清不敛。彼以为毒未尽，欲服攻毒之剂。余谓："疮疡之证，百剂始愈。"

一妇人患附骨痈，久而不敛，致腿细短软，脉来迟缓。以十全大补汤加牛膝、杜仲，及附子，里虚而欲变证也。若烦痛尚未痊也，洪滑粗散者，难疗。以其正气虚而邪气实也。

一男子风袭疮口，牙关紧急，腰背反张。以玉真散一服而愈，仍以托里药而敛。

一男子患痈将敛，遍身作痒，脉浮。以消风散二服而止，更以托里药而愈。

一男子肩下患疽，已数日，漫肿微痛，头甚多，皆如粟许，色不变，不起发，此气血虚也，气血尚虚，不能为脓也。彼欲服太乙锭子。余谓："此药上能攻毒，不能托里。"彼不深信，仍服之，至四次，饮食不进，疮色黑陷，吃逆不绝，胃气虚极也，

上篇·外科发挥 第一卷

不治。强投温中健脾之剂，不应而死。一男子近胁患此，肿而不溃，投大补之剂，溃而已愈。后患弱证而殁。

一男子腰中患此，发而不溃，其气血止能发起，不能培养为脓也，投大补药数剂而溃，又数剂脓出尚清。乃服参芪归术膏斤余，脓少稠，数斤，脓渐稠，肌肉顿生。凡大痈疽，借气血为主，若患而不起，或溃而不腐，或不收敛，及脓少或清，皆气血之虚也，宜大补之。最忌攻伐之剂。

亦有脓反多者，乃气血虚而不能禁止也。若溃后发热作渴，脉大而脓愈多，属真气虚而邪气实也，俱不治。常见气血充实之人，患疮皆肿高色赤，易腐溃而脓且稠，又易于收敛。怯弱之人，多不起发，不腐溃，及难于收敛。若不审察而妄投攻剂，虚虚之祸不免矣。及患后当调养，若瘰疬流注之证，尤当补益也。否则更患他证，必难措治，慎之。

一男子肩患毒，肿硬作痛，恶证迭见。用白矾末三钱糊丸，以葱头

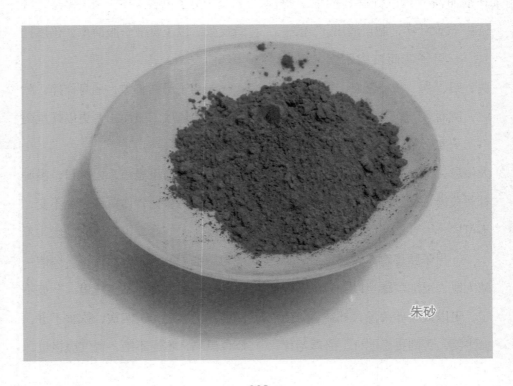

朱砂

七茎，煎汤调下，肿痛悉去。葱汤调服，因末难服，故易为丸。一方士治疮疽，不问肿溃，先用此药二三服，后用消毒药，甚效。常治刍荛之人，用此即退，不用托里药亦愈。盖止热毒为患，血气不亏故也。若金石毒药发疽者，尤效。盖矾又能解金石之毒也。一方用矾末五钱，朱砂五分，热酒下，亦效偏僻之处，不可不知。此方或虫犬所伤，溶化热涂患处，更以热酒调末服，皆效。

一男子胸患痈，焮痛烦躁，发热作渴，脉数而实。时季冬，余谓："此热毒内蓄也，须舍时，去二次，诸证悉退。"以金银花散加连翘、山栀四剂，出水而消。大抵证有主末，治有权宜，治其主，则末病自退。用其权，则不拘于时。泥于守常，必致病势危甚。况杂用攻剂，动损各经，故丹溪云：凡疮发于一经，只当求责本经，不可干扰余经。罗谦甫云：守常者众人之见，知变者智者之事，知常而不知变，细事因而取败者多矣。

一上舍年逾四十，因怒，胁内作痛不止。数日后，外结一块三寸

许，漫肿，色不赤，按之微、肉桂治之。彼谓丹溪云：肿疡内外皆壅，宜托里表散为主。又云：凡疮未破，毒攻脏腑，一毫热药，断不可用。况此证为气血凝滞，乃服流气饮，愈虚，始信而复求治。视之，虚证并臻。诊之，胃气更虚。彼欲服余前药。余谓："急者先治。"遂以四君子汤加酒炒芍药、炮干姜四剂，少得。更加当归，又四剂胃气渐醒。乃去干姜，又加黄芪、芎、归、肉桂数剂，疮色少赤，并微作痛。又二十余剂而脓成，针之，却与十全大补汤。喜其谨疾，又两月余而瘳。夫气血凝滞，多因营卫之气弱，不能运散，岂可复用流气饮，以益其虚？况各经血气，多寡不同，心包络膀胱小肠肝经，多血少气，三焦胆肾心脾肺，少血多气。然前证正属胆经少血之脏，人年四十以上，阴血日衰，且脉证俱属不足，肿疡内外皆壅，宜托里表散为主。乃补气血药，而加之以行散之剂，非专攻之谓也。若肿焮痛甚，烦躁，脉大。辛热之剂，不但肿疡不可用，虽溃疡亦不可用也。凡患者，须分经络

上篇·外科发挥 第一卷

气血，地部远近，年岁老幼，禀气虚实，及七情所感，时令所宜而治之。常见以流气、十宣二药，概治结肿之证，以致取败者多矣。

附 方

桑木灸法

治发背不起发，或瘀肉不腐溃，阴疮瘰疬，流注疮，顽疮恶疮，久不愈者灸患处，每次灸片时，以瘀肉腐动为度。丹溪云：火以畅达，拔引郁毒。此从治之意也。

十全大补汤

治疮溃脓清，或不溃不敛，皆由元气虚弱，不能营运。服此生血气，壮脾胃，兼补诸虚（**方见溃疡发热**）。

黄芪人参汤 （方见同前）

内补黄芪汤 （方见溃疡作痛）

豆豉饼 附子饼 （二方见臀痈）

圣愈汤 （方见杖疮）

人参养荣汤 （方见溃疡发热）

玉真散 （方见杖疮）

消风散 （方见疮疥）

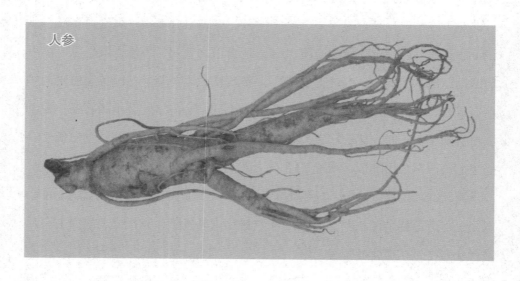

人参

脓出而反痛者，虚也，宜补之；脉数虚而痛者，属虚火，宜滋阴。脉数实而痛者，邪气实一男子患毒，溃后作痛，肢体倦怠，疮口不合，饮食不甘。以六君子汤加黄芪、川芎、当归，四剂而愈。更以托里散月余而敛。

一男子溃后作痛，脉数而无力。以托里散加生地黄、黄柏，二剂而止。更以托里散数剂而安。

一男子溃后发热，左手脉数而有力。以人参败毒散，一剂而止。更以托里散而瘥。

一男子溃后发热，焮痛不止，烦躁便秘，右手脉沉实。以清凉饮，一剂而止。更以托里消毒散，四剂而瘥。

一男子溃后作痛而脉涩。以定痛托里散饮之，敷乳香定痛散而止。更以托里散数剂而愈。

一男子溃而作痛，脉浮紧。以内补黄芪汤，四剂而止。又二十余剂而愈。一男子项患毒，溃而作痛。以参、芪、地黄、芎、归补之而止。更以八珍汤加黄芪、桔梗，三十余剂而愈。

一男子患痈，溃而作痛，脉软而涩。余谓气血虚，欲补之。彼不信，乃服攻伐之剂，反发寒。脓溃之后，肿退肌宽，痛必渐减，若反痛，乃虚也。丹溪云：脓出而反痛，此为虚也，宜补之。秽气所触者，和解之。风寒所逼者，温散之。齐氏云（名德之，元太医令）：疮疽之证，有脏腑气血上下，真邪虚实不同也，不可不辨。如肿起坚硬脓稠者，疮疽之实也。

肿下软漫脓稀者，疮疽之虚也。泻痢肠鸣，饮食不入，呕吐无时，手足并冷，脉弱皮寒，小便自利，或小便时难，大便滑利，声音不出，精神不爽者，悉脏腑之虚也。大便硬，小便涩，饮食如故，肠满膨胀，胸膈痞闷，肢节疼痛，口苦咽干，烦躁多渴，身热脉大，精神昏塞者，悉脏腑

上篇·外科发挥 第一卷

之实也。凡诸疮疽，脓水清稀，疮口不合，聚肿不赤，肌寒肉冷，自汗色脱者，气塞，目赤心惊，咽喉不利，口舌生疮，烦渴饮冷，睡语切牙者，上实也。精滑不禁，大便自利，脚腰沉重，睡卧不宁者，下虚也。肩项不便，四肢沉重，目视不正，睛不了了，食不知味，音嘶色败，四肢浮肿者，真气虚也。肿焮尤甚，痛不可近，多日不溃，寒热往来，大便秘涩，小便如淋，心神烦闷，恍惚不宁者，邪气之实也。又曰：真气夺则虚，邪气胜则实。又曰：诸痛，为痒

为虚也。又曰：诊其脉洪大而数者，实也。细微而软者，虚也。虚则补之，和其气托里也。实则泻之，疏利而导其气。

《内经》附方

人参败毒散（方见溃疡发热）

清凉饮（方见发背）

定痛托里散

治疮疡血虚疼痛之圣药也。

粟壳（去蒂炒，二钱）　当归（酒拌）、白芍药（炒）、川芎（各一钱五分）　乳香、没药、肉桂（各一钱）

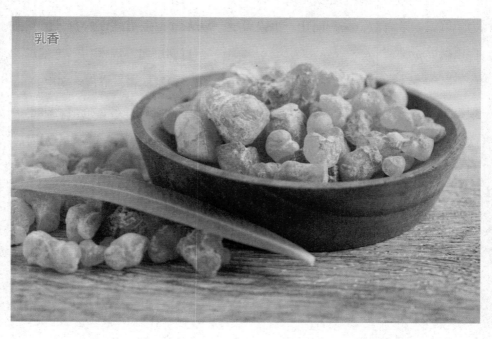

乳香

作一剂，水二钟，煎八分服。

🌿 乳香定痛散

治疮疡疼痛不可忍。

乳香、没药（各二钱）　寒水石（煅）、滑石（各四钱）　冰片（一分）

为细末，搽患处，痛即止。甚妙。此方乳、没性温，佐以寒剂制之。故寒热之痛，皆有效也。

六君子汤 （方见作呕）

托里散 托里消毒散 （方见肿疡）

🌿 内补黄芪汤

治溃疡作痛，倦怠少食，无睡自汗，口干或发热，久不愈。

黄芪（盐水拌炒）、麦门冬（去心）、熟地黄（酒拌）、人参、茯苓（各一钱）　甘草（炙炒，三分片）　枣（一枚）

煎八分，食远服。

八珍汤 （方见溃疡发热）

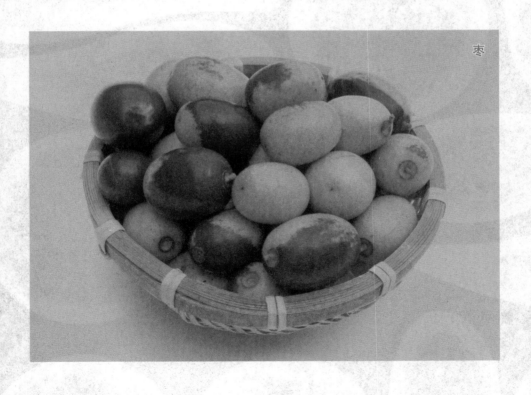

枣

上篇·外科发挥　第一卷

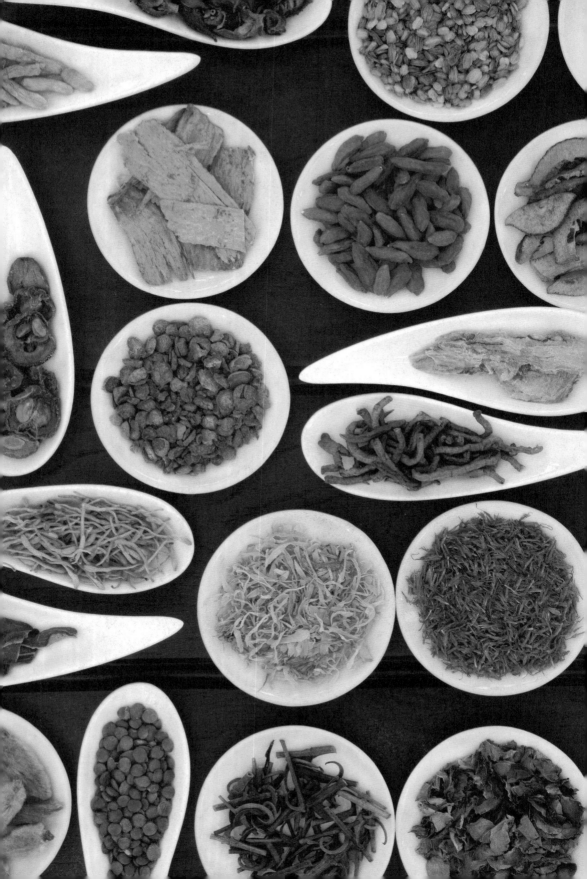

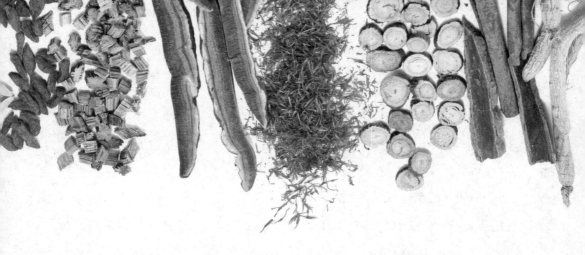

上篇·外科发挥

第二卷

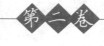 **溃疡发热**（附恶寒）

有外感、气虚、血虚、风热、湿热、寒湿、痰厥、肾厥、真痛、偏痛等证。右痛属风虚，左痛属痰热。

脉浮或弱而热，或恶寒者，阳气虚也，宜补气。脉涩而热者，血虚也，宜补血。午前热者，而痛者，邪在内也，宜下之。

一男子溃后发热作痛，脉浮数，按之无力，劳而尤甚。以补中益气汤治之而止；更以十全大多于血药。

一男子溃后发热，头痛脉浮紧，

虚而兼表邪也。以补中益气汤加川芎、白芷，二剂而止，更以托里药而愈。

一妇人溃后发热少寐，四肢倦怠。以黄芪人参汤治之而安，更以十全大补汤，加贝母、远志、麦门冬、酸枣仁、香附，月余而敛。

一妇人溃后发热，服清热败毒药愈甚，诊之脉涩，以四物汤加粟壳、乳香、没药，二剂少止，又二剂而安。

一男子溃后发热，头微痛，日

哺尤甚。脉浮，按之则涩。以人参养荣汤加柴胡、地骨皮而愈，又月余而敛。

一男子溃而恶寒，用四君子汤加桂，倍用黄芪、大料，四剂而止。脓水尚多，投八珍汤加桂，数剂渐少。唯疮口不合，以附子饼，及十全大补汤，每剂加炮附子五分，数剂乃去附子，又服月余而愈。

一男子溃后，将愈，因劳四肢发热，烦躁不寐。以圣愈汤四剂而宁，更以托里药而愈。

丹溪云：有四肢热，逢风寒，如炙于火者，是人阴气虚而阳气盛也。

一男子溃后，畏寒脉虚。以四君子加炮姜，四剂而愈。以十全大补汤，月余而敛。仲景云：脉虚则血虚，血虚生寒，阳气不足也。疮肿脉虚，宜托里，和养血。信夫！一妇发热，日哺愈甚，乃血气虚也。治以四物汤加柴胡、地骨皮而愈。

大料

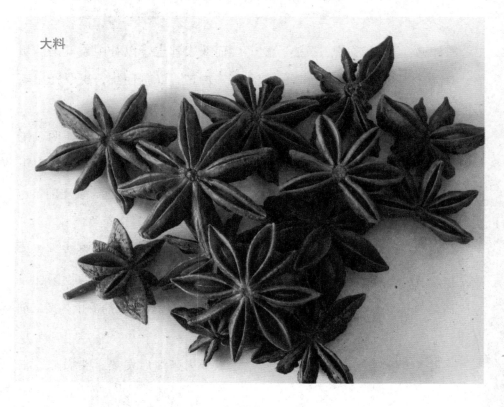

一妇人溃后发热，服凉药，反畏寒。以十全大补汤，二剂而止，又以托里药而痊。

一男子溃后发热，服凉药益甚。诊之脉浮，乃气虚也。以补中益气汤加五味子、麦门冬治之而止，更以托里药而敛。

一妇人溃后发热，脉浮而数，虚而兼表证也。以补中益气汤倍用柴胡、升麻，一剂而止，以托里月余而敛。

一男子患痈，溃而饮酒，焮痛发热。服黄连解毒汤，二剂而止，更以托里消毒散而愈。

常治痈而大便秘，脉实者，用清凉饮治之。

一男子脓熟不溃，微痛少食，倦怠发热。余为针之，脓涌出，热益甚，乃虚也。急以人参黄发也。此血虚发躁，当以当归补血汤主之。又有火郁而热者，如不能食而热，自汗气短者，虚也。以甘寒之

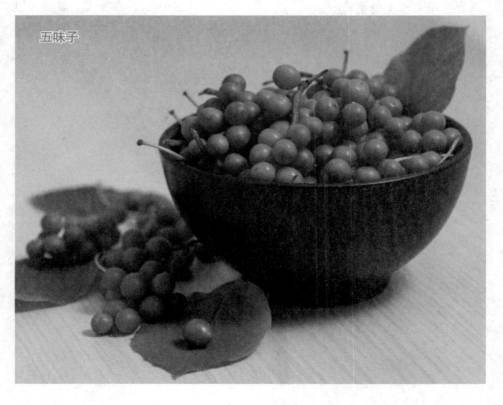

五味子

剂，泻热补气。如能食而热，口舌干燥，大便难者，以辛苦大寒之剂下之，以泻火补水。

一男子患漏，时值阴寒，忽恶寒，右手脉有而似无，此胃气虚而不任风寒也。以四君子汤加者，又有上焦之邪，隔绝荣卫，不能升降出表而恶寒者。东垣云：夜则恶寒，昼则安静，是阴血自旺于阴分也。夜则恶寒，昼亦恶寒，是重阴无阳也。当亟泻其阴，峻补其阳。夜则安静，昼则恶寒，是阴气上溢于阳中也。

一妇人多怒，手背患疮出血，至夜发热妄语。服清心凉血药，不应，乃热入血室而然也。遂东垣曰：昼则发热，夜则安静，是阳气自旺于阳分也。昼则安静，夜则发热烦躁，是阳气下陷入阴中也，名曰热入血室。昼则发热烦躁，夜则发热烦躁，是阳无阴也。当亟泻其阳，峻补其阴。王注云：病热而脉数，按之不鼓动，乃寒盛格阳而致之，非热也。形证是寒，按之而脉气鼓击于手下盛者，此为热盛，拒阴而生病，非寒也。又曰：推

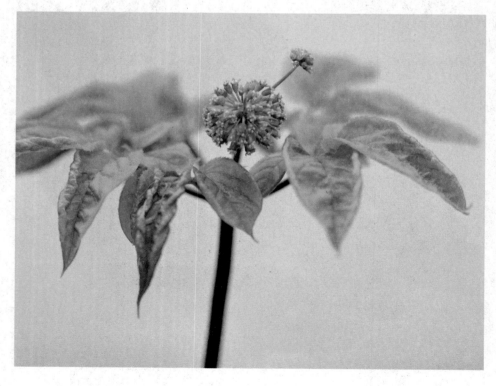

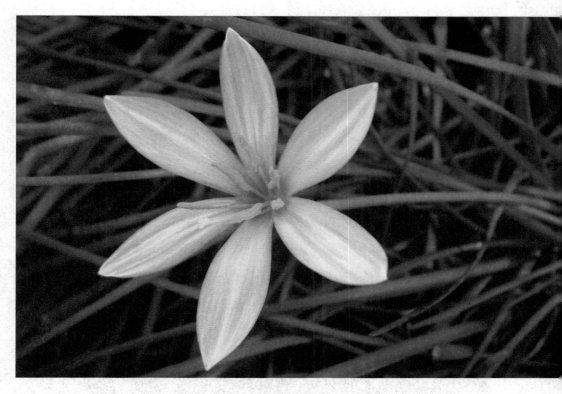

而内之，外而不内，身有热也。《伤寒论》曰：寸口脉微，为阳不足。阴气上入阳中，则洒淅恶寒，尺脉弱，为阴不足。阳气下陷入阴中，则发热也。以手扪摸有三法，以轻手扪之则热，重按之则不热，是热在皮毛血脉也。重按之至筋骨之分，则热蒸手极甚，轻手则不热，是邪在筋骨之间也。轻手扪之则热，重力以按之不热，不轻不重按之而热，是在筋骨之上，皮毛血脉之下，乃热在肌肉也。

肺热者，轻手乃得，微按全无，日晡热甚，乃皮毛之热，其证必见喘咳。寒热轻者泻白散，重者凉膈散、地骨皮散。心热者，微按至皮肤之下，肌肉之上，轻手乃得。微按至皮毛之下则热，少加力按之则不热，是热在血脉也。其证烦心，心痛，掌中热而哕。以黄连泻心汤、导赤散、朱砂安神丸。脾热者，轻手摸之不热，重按至筋骨又不热，不轻不重，在轻手重手之间，热在肌肉，遇夜尤甚。其证必怠惰嗜卧，四肢不收，无气以动。泻黄散。肝热者，重按之，肌肉之下，至骨之上，乃肝之热。寅卯间尤甚。其脉弦，四肢满闷，便难转筋，多怒多惊，四肢困热，筋痿不能起于床。泻青丸、柴胡饮子。肾热者，轻手重手俱不热。重手按至骨分，其热蒸手如火。其人骨苏苏如虫蚀，其骨困热不任，亦不能起于床。滋肾丸主之。按徐用诚云：手太阴少阴，足太阴厥阴少阴本病，为皮毛肌肉骨分热也。然面中热手厥阴少阴太阴。足下热而痛，足少阴。足外热，足少阳。身热肤痛，手少阴。

身前热，足阳明。洒淅寒热，手太阳。肩上热，肩似拔，手太阳。中热而喘，足少阴。肩背热，及足小指外，胫踝后，皆属足太阳。一身尽热，狂而妄闻妄见妄言，足阳明。

热而筋纵缓不收，阴痿。足阳明阙阴手少阴。与前热在气血之分，皆诸经现证。脏腑阴阳，是动所生之本病也。

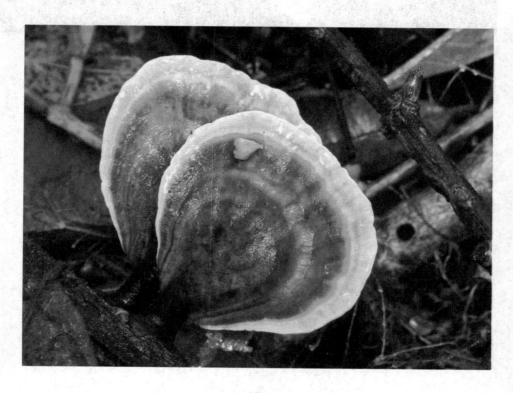

附　方

十全大补汤

治溃疡发热，或恶寒，或作痛，或脓多，或清，或自汗盗汗及流注瘰疬便、连翘，服之自消。

人参、肉桂、地黄（酒洗蒸焙）、川芎、白芍药（炒）、茯苓、白术（炒）、黄芪（盐水拌炒）、当归（各一钱）甘草（炙,五分）

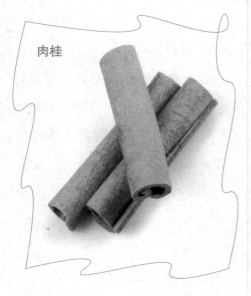

肉桂

水二钟，姜三片，枣二枚，煎八分，食前服。

四君子汤 （方见痔漏）

四物汤 （方见瘰疬）

人参败毒散

治一切疮疡焮痛，发寒热，或拘急头痛，脉数有力者。

人参、羌活、独活、前胡、柴胡、桔梗、枳壳、茯苓、川芎、甘草（各一钱）

作一剂，用水二钟，煎八分，食远服。

清凉饮 （方见发背）

当归补血汤

治疮疡溃后，气血俱虚，肌热躁热，目赤面红，烦渴引饮，昼夜不息。脉洪大而虚，重按全无，此脉虚血虚也。若误服白虎汤必死，宜此主之。

黄芪（炙）　当归（酒拌）

作一剂，水一钟半，煎六分服。

补中益气汤

治疮疡之人，元气不足，四肢倦怠，口干发热，饮食无味，或饮食失节，或劳倦身热。脉洪大而无力，或头痛，或恶寒自汗，或气高而喘，身热而烦。

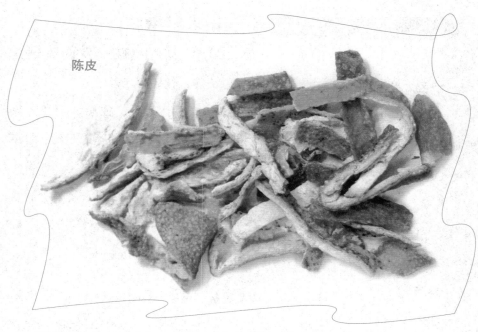

陈皮

黄芪（炙，一钱五分）　甘草、人参、当归（酒拌）、白术（炒，各一钱）升麻、柴胡、陈皮（各三分）

作一剂，水二钟，姜三片，枣二枚，煎一钟，空心服。

黄芪人参汤

治溃疡虚热，无睡少食，或秽气所触作痛。

黄芪（盐水拌炒，二钱）　人参、白术（炒）　麦门冬（去心）　当归身（酒拌）　苍术（米泔浸，捣，炒）

作一剂，水二钟，姜三片，枣一枚，煎八分，食远服。

人参养荣汤

治溃疡发热，或恶寒，或四肢倦怠，肌肉消瘦，面色萎黄，汲汲短气，饮食无味，不能收敛。或气血原不足，不能收敛。若大疮愈后，多服之，不变他病。

白芍药（一钱半）　人参、陈皮、黄芪（蜜炙）、桂心、当归（酒拌）、白术、甘草（炙，各一钱）

姜三片，枣一枚，煎八分，食前服。

附子饼（方见臀痈）

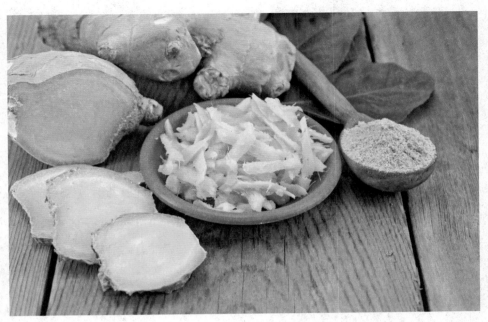

八珍汤

调和荣卫，顺理阴阳，滋养血气，进美饮食，退虚热，此气血虚之大药也。

当归（酒拌）、川芎、芍药（炒）、熟地黄（酒拌）、人参、白术、茯苓（各一钱）甘草（炒，五分）

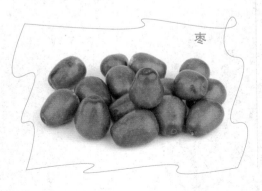

枣

作一剂，水二钟，姜三片，枣二枚，煎八分，食前服。

圣愈汤 （方见杖疮）

黄连解毒汤 （方见作呕）

托里消毒散 （方见肿疡）

加味小柴胡汤

治妇女热入血室，致寒热如疟，昼则安静，夜则发热妄语。

柴胡（二钱五分）黄芩、人参、生地黄、甘草（各一钱）半夏（六分）

作一剂，水一钟半，姜三片，煎八分，食远服。

痛，或不痛及麻木者，邪气盛也，隔蒜灸之。不痛者灸至痛，痛者灸至不痛，毒随火而散托之；焮痛烦躁，或咽干，火在上也，宜泻之；肿痛，或不作脓者，邪气凝结也，宜解之；肿痛饮冷，发热睡语者，火也，宜清之；不作脓，或不溃，及不敛者，阳气虚也，宜补之；瘀肉不腐，或积毒不解者，阳气虚也，宜助阳气；脓多或清者，气血俱虚也，宜峻补之；脉浮大或涩，而肌肉迟生者，气血俱虚也，宜补之；右关脉弱，而肌肉迟生者，宜健脾胃。

一男子患此痛甚，服消毒药，愈炽。余为隔蒜灸之而止，与仙方活命饮，二剂顿退；更与托里药，溃之而愈。

一男子已四日，疮头如黍，焮痛背重，脉沉实。与黄连内疏汤，二剂少退；更与仙方活命饮，二剂而消。

一男子焮肿作痛，脉浮数。与内托复煎散，二剂少退；与仙方活命饮，四剂痛止而溃，再与托里药而愈。

一妇人发热烦躁，饮冷，与黄连解毒汤，四剂稍愈；更与托里消毒散，始溃，与托里药而敛。

一男子毒势炽甚，痛不可忍，诸药不应。以仙方活命饮二剂，诸证悉退；又二剂而溃，以金银花散，六剂而愈。

一妇人肿痛发热，睡语脉大。用清心汤一剂而安；以金银花、甘草、天花粉、当归、栝楼、黄芪，数剂渐溃，更以托里药而愈。

一男子腐肉渐脱，而脓微清，饮食无味。以十宣散，去白芷、防风，加茯苓、白术、陈皮，月余而敛。

一男子已愈，唯一口不敛，诊之脉浮而涩。以十全大补汤，治之而愈。

一男子将愈，但肌肉生迟，诊之脾胃俱虚。以六君子汤加芎、归、五味子、黄芪，治之而愈。

一男子已愈，唯一眼翻出肉如菌，三月不愈，乃伤风寒也。以生猪脂调藜芦末涂之即愈。亦有肉出三寸许者，尤宜用此药也。乌梅涂之亦效，但缓硫黄亦可。

一男子背患毒，焮痛饮冷，发热多汗，便秘谵语。以破棺丹二丸而宁；以金银花散四剂，脓之证，虽发热疼痛，情势高硕，烦渴不宁，脉若有力，饮食颇进，可保无虞，其脓一溃，诸证悉退。多有因脓不得外泄，

以致疼痛，若用败毒寒药攻之，反致误事。若有脓，急针之，脓一出，苦楚即止。脓未成，而热毒作痛者，用解毒之药。亦有腐溃尺余者，若无恶证，投以大补之剂，肉最易生，亦无所妨。唯岂肿不高，色不赤，不焮痛，脉无力，不饮食，肿不溃，腐不烂，脓水清，或多而不止，肌肉不生，属元气虚也。皆难治，宜峻补之。其或脓血既泄，肿痛尤甚，脓水败臭，烦躁时嗽，腹痛渴甚，泻利无

陈皮

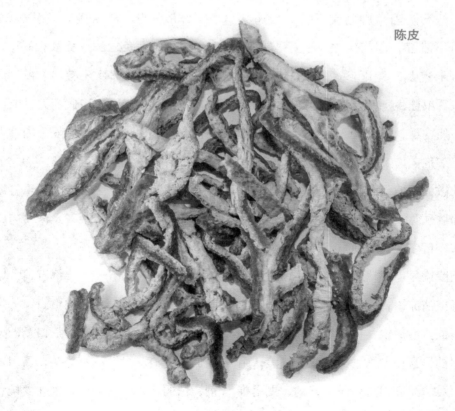

度，小便如淋，乃恶证也，皆不治。

一弱妇，外皮虽腐，内脓不溃，胀痛烦热不安。余谓宜急开之，脓一出，毒即解，痛即止，诸证自退。待其自溃，不唯疼痛，溃烂愈深！彼不从，待将旬日，脓尚未出，人已痛疲矣。虽针之，终不能收敛，竟至不起。一男子溃而瘀肉不腐，余欲取之，更以峻补。一妇素弱，未成脓，大痛发热，余谓须隔蒜灸以拔其毒，令自消，皆不从，俱致不救。常治不问日期阴阳、肿痛或不痛，或痛甚但不溃者，即与灸之，随手取效。势未定者，先用箍药围之，若用乌金膏或援生膏，点患处数点尤好。若头痛拘急，乃表证，先服人参败毒散一二剂。如焮痛发热脉数者，用金银花散，或槐花酒、神效托里散；如疼痛肿硬脉实者，以清凉饮、仙方活命饮、苦参丸；肿硬木闷，疼痛发热，烦躁饮冷，便秘脉沉实者，内疏黄连汤或清凉饮；大便已利，欲其作脓，用仙方活命饮、托里散、蜡矾丸，外用神异膏；如饮食少思或不甘美，用六君子汤加藿香连进三五剂，更用雄

黄解毒散洗患处；每日用乌金膏涂疮口处。

俟有疮口，即用纸作捻，蘸乌金膏，入疮内。若有脓，为脂膜间隔不出，或作胀痛者，宜用，用消毒与托里药相兼服之，仍用前二膏涂贴。若腐肉已离好肉，宜速去之。如脓不稠不稀，微有疼痛，饮食不甘，瘀肉腐迟，更用桑柴灸之，亦用托里药。若瘀肉不腐，或脓清稀，不痛者，急服大补之剂，亦用桑木灸之，以补接阳气，解散郁毒。常观患疽，稍重未成脓者，不用蒜灸之法，及脓熟不开，或待腐肉自去，多致不救。大抵气血壮实，或毒少轻者，可假药力，或自腐溃。怯弱之人，热毒中隔，内外不通，不行针灸，药无全功矣。然此证若脓已成，宜急开之，否则，重者溃通脏腑，腐烂筋骨，轻者延溃良肉，难于收功，因而不敛多矣。

一男子年逾五十，患已五日。焮肿大痛，赤晕尺余，重如负石，势炽甚。当峻攻，察其脉又，疮口及砭处出血水而消。大抵疮毒势甚，若用攻剂，怯弱之人必损元气，因而变证者

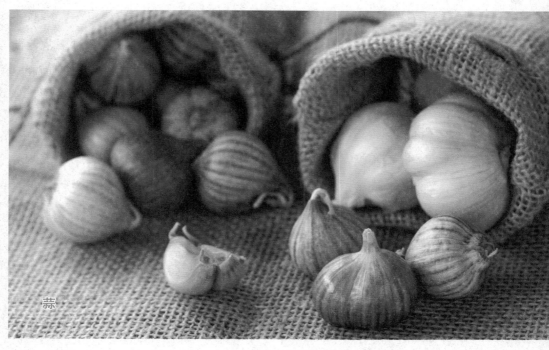

蒜

众矣。

一妇人半月余，尚不发起，不作脓，痛甚脉弱，隔蒜灸二十余壮而止，更服托里药，渐溃脓清，而瘀肉不腐。以大补药，及桑柴灸之渐腐，取之而寻愈。常治一日至四五日未成脓而痛者，灸至不痛，不痛者灸至痛。若灸而不痛，或麻木者，明灸之，毒瓦斯自然随火而散。肿硬不作脓，焮痛或不痛，或微痛，或疮头如黍者，灸之尤效。亦有数日色尚微赤，肿尚不起，痛不甚，脓不作者，尤宜多灸，勿拘日期。更服甘温托里药，切忌寒凉之剂，或瘀血不腐，亦用桑木灸之。若脉数发热而痛者，发于阳也，可治。脉不数不发痛者，发于阴也，难治。

不痛，最恶，不可视为常疾。此证不可不痛，不可大痛。烦闷者，不治。大抵发背、脑疽、大疔、悬痈、脱疽、脚发之类，皆由膏粱浓味，尽力房劳，七情六淫，或丹石补药，精虚气怯所致，非独因荣卫凝滞而生也。必灸之以拔其毒，更辨其因，及察邪在脏腑之异虚实之殊而治之，庶无误也。

上篇·外科发挥 第二卷

027

一男子初生如粟，闷痛烦渴，便秘脉数实，此毒在脏也。余谓："宜急疏去之，以绝其源，如粟。"肿硬木闷烦躁，至六日，其头甚多。脉大，按之沉细，为隔蒜灸，及托里，渐起发，尚不溃，又数剂，内外虽腐，唯筋所隔，脓不得出，致胀痛不安。余谓"须开之"，彼不从，后虽自穿，毒已攻深矣，亦殁。大抵发背之患，其名虽多，唯阴阳二证为要。若发一头，或二头，其形焮赤，肿高头起，疼痛发热为痛，属阳，易治。若初起一头如黍，不肿不赤，闷痛烦躁，大渴便秘，睡语切牙，四五日间，其头不计数，其疮口各含如一粟，形似莲蓬，故名"莲蓬发"。积日不溃，按之流血，至八九日，或数日，其头成片，所含之物俱出，通结一衣，揭去又结，其口共烂为一疮，其脓内攻，色紫黯为疽，属阴，难治。脉洪滑者尚可，沉细尤难，如此恶证，唯隔蒜灸及涂乌金膏，有效。凡人背近脊并髀，皮里有筋一层，患此处者，外皮虽破，其筋难溃，以致内脓不出，令人胀痛苦楚，气血转

虚，变证百出，若待自溃，多致不救，必须开之，兼以托里。常治此证，以利刀剪之，尚不能去，似此坚物，待其自溃，不亦反伤，非血气壮实者，未见其能自溃也。

一男子年逾五十患此，色紫肿痛，外皮将溃，寝食不安，神思甚疲，用桑柴灸患处，出黑血退表，若专于攻毒，则胃气先损，反致误事。

一妇人发热致痛，专服降火败毒药，溃后尤甚，烦躁时嗽，小便如淋，皆恶证候。辞不治，中见恶证者不救，实中无恶者，自愈。此证虽云属火，未有不由阴虚而致者，故经云：督脉经虚，从脑而出；膀胱经虚，从背而出。岂可专泥于火。又赵太守患此，肿坚不泽，疮头如粟，脉洪大，按之则涩。经云：骨髓不枯，脏腑不败者，可治。然肿硬色夭，坚如牛领之皮，脉更涩，此精气已绝矣，不治亦死。

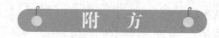

附　方

🔻 隔蒜灸法

治一切疮毒大痛，或不痛，或麻

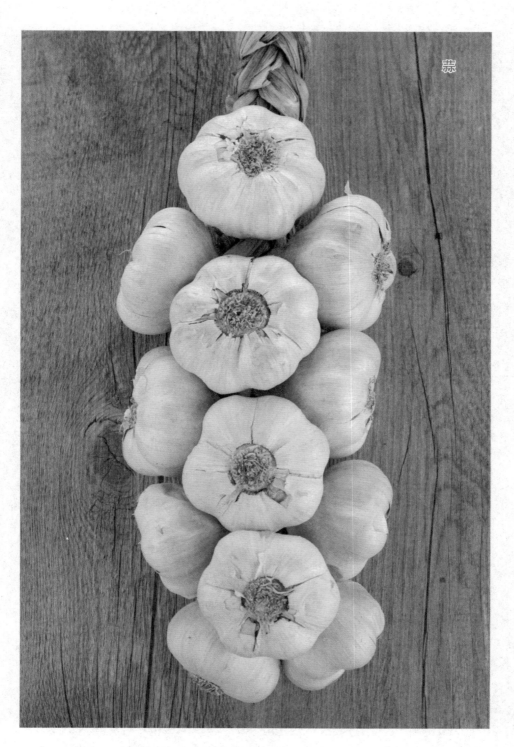

蒜

◆◆

木，如痛者，灸至不痛。

不痛者，灸至痛，其毒随火而散。盖火以畅达，拨引郁毒，此从治之法也。

用大蒜头去皮，切三文钱浓，安疮头上，用艾壮于蒜上灸之二壮，换蒜复灸未成者即溃，已成者亦杀其大势，不能为害。如疮大，用蒜捣烂摊患处，将艾铺上烧之，蒜败更换。

如不痛，或不作脓，及不发起，或阴疮，尤宜多灸。灸而仍不痛，不作脓，不起发者，不治。此气血虚极也。

内疏黄连汤 内托复煎散 （二方见肿疡）

黄连解毒汤 （方见作呕）

仙方活命饮

治一切疮疡，未作脓者内消，已成脓者即溃。又排脓止痛，消毒之圣药也。

甘草节、防风、没药、赤芍药、白芷、当归尾、乳香（各一钱）

同入瓶内，纸糊瓶口，弗令泄

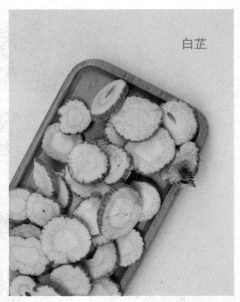

白芷

气，慢火煎数沸，去渣。分病在上下，食前后服之。能饮酒者，再饮三二杯尤好。

偈曰："真人妙诀世间稀，一切痈疽总可医，消毒如同汤沃雪，化脓立见肉生肌。"

托里消毒散 （方见肿疡）

清心汤

治疮疡肿痛，发热饮冷，脉沉实，睡语不宁。

即防风通圣散，每料加黄连五钱，每剂一两，水二钟，煎八分服（方见天泡疮）。

破棺丹

治疮疡热极，汗多大渴，便秘谵语，或发狂结阳之证。

大黄（二两五钱，半生半熟）　芒硝、甘草（各二两）

上药为末，炼蜜为丸，如弹子大。每服一丸，食后，酒化下，白汤化服亦可。

十宣散

治疮疡，脉缓涩，身倦怠，恶寒，或脉弦，或紧细者，皆宜用之。散风寒，助阳气也。

人参、当归（酒拌）、黄芪（盐水拌炒，各一钱）　甘草（炙）、白芷、川芎、桔梗（炒，各一钱）　浓朴（姜制，五分）　防风、肉桂（各三钱）

作一剂，水二钟，煎八分服。

箍药

治发背毒甚，胤走不住，此药围之而解。

芙蓉叶、白芷、大黄、白及、山慈姑、寒水石（煅）、苍耳草、黄柏（炒，各等分）

各另为末，用水调搽四围中，如干，以水润之。

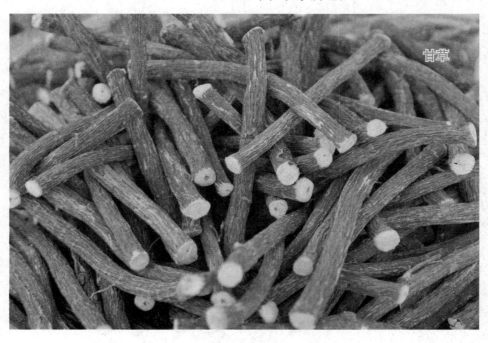

甘草

上篇·外科发挥　第二卷

🌿 乌金膏

解一切疮毒，及腐化瘀肉，最能推陈致新。

用巴豆一味，去壳炒焦，研如膏，调稀可用。若余毒深伏，不能收敛者，宜用此纴之，不致成疮。

🌿 援生膏

治一切恶疮，及瘰疬初起，点破虽未全消，亦得以杀其毒。

轻粉（三钱）　乳香、没药、血竭（各一钱）　蟾酥（三钱）　麝香（五分）雄黄（五钱）

用荞麦备日久药干添用。取二碗，盛于瓷器内，将前药碾为极细末，入灰汤内，用铁干或柳枝顺搅，再入好细煅石一升，再搅匀，过一宿，却分于小碗收贮。凡遇诸恶疮，点当头一二点，一日换二次，次日，又一次，须出血水为妙。如药干，却加所存灰汤少许调之。

人参败毒散（方见溃疡发热）

🌿 神功散

治疮疡，不问阴阳肿溃并效。

黄柏（炒）、川乌（炮）

另为末，各等分，用唾津调敷患处，并涂疮口。一道人不问阴阳肿

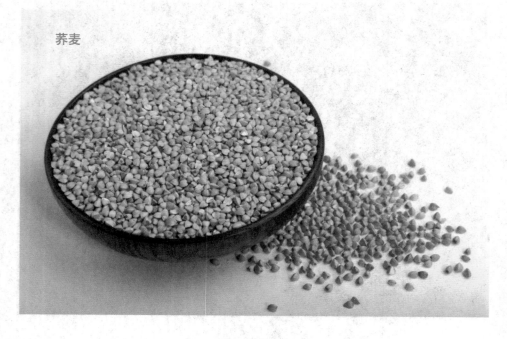

荞麦

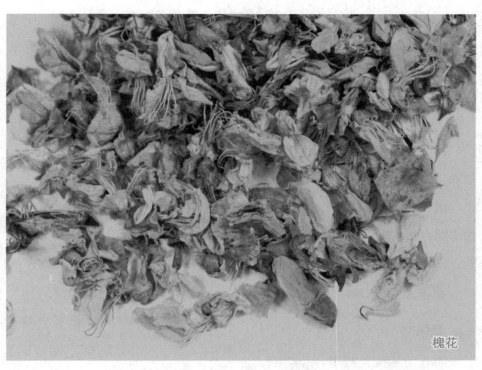

槐花

溃，虚实痛否，此药用漱口水调搽，不留疮头，日易之，内服仙方活命饮，甚效。

金银花散（方见作呕）

👐 槐花酒

治发背及一切疮毒，不问已成未成，但焮痛者，并治之。

用槐花四五两，微炒，肠风痔漏，诸疮作痛，尤效。

👐 神功托里散

治痈疽发背，肠痈乳痈，及一切肿毒，或焮痛，增寒壮热。

黄芪（盐水拌炒）、忍冬叶（即金银花）、当归、粉草（各一钱）

作一剂，用酒水各一钟，煎至一钟。分病上下，食前食后服之，少顷，再服一剂，敷患处。不问老少虚实皆可服。若为末，酒调服尤妙。

👐 清凉饮

治积热疮疡，烦躁饮冷，焮痛脉实，大便闭结，小便赤涩。

大黄（炒）、赤芍药、当归、甘

草（各二钱）

作一剂，用水二钟，煎八分，食前服。

苦参丸

治一切痈疽疮毒，焮痛作渴，或烦躁。

用苦参，不拘多少，为末。上用水糊为丸，如梧桐子大，每服二三钱，温酒下。

托里散 （方见肿疡）

蜡矾丸

治一切痈疽，托里，止疼痛，护脏腑，神妙。不问老幼，皆可服之。

黄蜡（一两，黄色好者，溶开，离火，入矾末。一方用七钱） 白矾（一两，明亮好者，研末）

二服。

神异膏 （方见杨梅疮）

六君子汤 （方见作呕）

雄黄解毒散

治一切痈肿溃烂，毒势甚者先用此药二三次，以后用猪蹄汤。

雄黄（一两） 白矾（四两） 寒水石（煅，一两半）

用滚水二三碗，乘势入前药末一两，洗患处，以太乙膏或神异膏贴之。

猪蹄汤

治一切痈疽，消肿毒，去恶肉，润疮口，止痛。

白芷、黄芩、当归、羌活、赤芍药、露蜂房（蜂儿多者佳） 生甘草（各五钱）

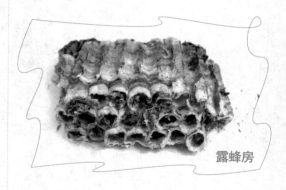

露蜂房

用猪蹄一只，水四五碗，煮熟去油渣，取清汤，入前药，煎数沸，去渣，温洗，随用前膏药贴之。

桑木灸法 （方见溃疡）

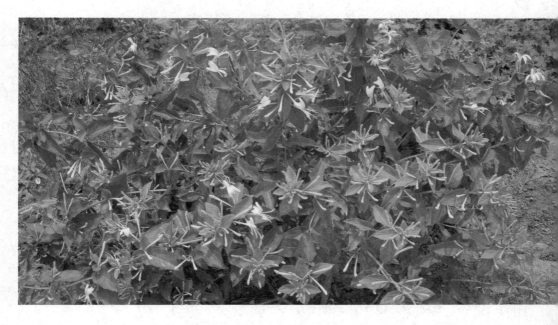

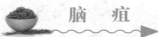 脑　疽

肿痛未作脓者，宜除湿消毒。大痛或不痛，或麻木者，毒甚也。隔蒜灸之，更用解毒药。肿痛便秘者，邪在内也，宜泄之。不甚痛或不作脓者，虚也，托里为主。脓成胀痛者，针之，更以托里。上部脉数实而痛者，宜降火。上部脉数虚而痛者，宜滋阴降火为主。尺部脉数而作渴者，滋阴降火。不作脓，或不溃者，托里药主之。脓清或多者，大补气血。烦躁饮冷，脉实而痛者，宜泻火。

一男子患之，肿痛脉数。以黄连消毒散，二剂少退，与仙方活命饮，二剂而止，再以当归、川芎、芍药、金银花、黄柏、知母而溃，又以托里药而愈。

一男子头项俱肿，虽大溃，肿痛益甚，兼作泻烦躁不睡，饮食少思，其势可畏，诊其脉，毒，诸证少退，饮食少进，睡亦少得。及与参苓白术散数服，饮食顿进。又与十全大补汤，加金银花、白芷、桔梗，月余而瘥。

一老人色赤肿痛，脉数而有力。与黄连消毒散，二剂少退。更与清心莲子饮，四剂而消。

一妇人脓熟不溃，胀痛欲呕，饮食少思。急针之，与托里药而愈。

一妇人患之，不甚痛，不作脓。以托里消毒散，脓成，针之，补以托里药亦愈。

一老人脓清，兼作渴，脉软而涩，余以为气血俱虚，用八珍汤，加黄芪、五味子，彼不信，而愈。

一男子未溃，兼作渴，尺脉大而无力。以四物汤，加黄柏、知母、麦门冬、黄芪，四剂而渴减，又与加减八味丸，渴止疮溃。更用托里药，兼前丸而愈。

一男子肿痛脉数。以荆防败毒散，二剂而痛止，更以托里消毒药而消。

一男子焮肿疼痛，发热饮冷，脉洪数。与凉膈散，二剂而止，以金银花散，四剂而溃，更以托里药而愈。

一老妇禀实，溃而痛不止，脉实便秘。以清凉饮二剂而止，更以托里消毒药而愈。

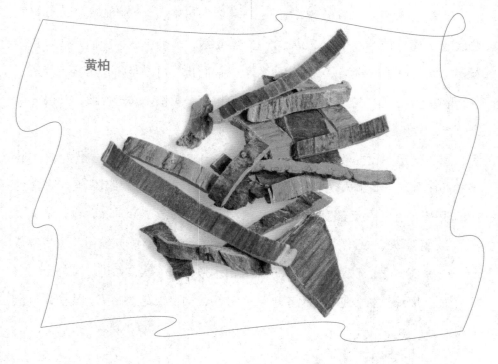

黄柏

一男子肿硬，不作脓，唯疮头出水，痛甚。以仙方活命饮二剂，痛止而脓成，针之；更以托里药而愈。常治脓清补而不应，及不痛或木闷坚硬者，俱不治。

一男子脓将成，微痛兼渴，尺脉大而无力，此阴虚火动之证。彼谓心经热毒，自服清凉降火渴止疮溃；更以托里药，兼前丸而愈。《中藏经》云：痈疽疮肿之作，皆五脏六腑蓄毒不流，非独荣卫壅塞而发，其行也有处，其主也有归。假令发于喉舌者，心之毒；皮毛者，肺之毒；肌肉者，脾之毒；骨髓者，肾之毒；发于下者，阴中之毒；发于上者，阳中之毒；外者六腑之毒，内者五脏之毒。故内曰坏，外曰溃，上曰从，下曰逆。发于上者，得之速；发于下者，得之缓。感于六腑者，易治；感于五脏者，则难治也。观此，则疽发于脑者，乃膀胱督脉，阴气不足，阳火炽甚而出也。岂可专泥于心火，而不滋益阴气耶。

一男子耳后漫肿作痛，肉色不变，脉微数。以小柴胡汤，加芎、归、桔梗，四剂肿少起，更碗许，以托里药，两月余而始愈。凡疮不起者，托而起之；不成脓者，补而成之，使不内攻。脓成，而及时针之，不数日即愈矣。常见患者，皆畏针痛而不肯用，又有恐伤良肉而不肯用。殊不知疮虽发于肉薄之所，若脓成，其肿亦高寸余，疮皮又浓分许，用针深不过二分。

若发于背，肿高必有三四寸，入针止于寸许。况患处肉已坏矣，何痛之有，何伤之虑。怯弱之人，及患附骨疽，待脓自通，以致大溃，不能收敛，气血沥尽而亡者为多矣。

一男子素不慎起居饮食，焮赤肿痛，尺脉洪数。以黄连消毒散二剂，湿热顿退，唯肿硬作痛、陈皮，以托里排脓。彼欲全消，自制黄连消毒散二服，反肿硬不作脓，始悟。仍用十宣散加白术、茯苓、陈皮、半夏，肿少退，乃去桂，又四剂而脓成，肿势亦退。继以八珍散加黄、五味、麦门冬，月余脓溃而愈。夫苦寒之药，虽治阳证，尤当分表里虚实，次第时宜，岂可始末悉用之。然焮肿赤痛，

上篇·外科发挥 第二卷

尺脉数，按之则濡，乃膀胱湿热壅盛也。故用黄连消毒散，以头不消，盖因热毒熏蒸，气血凝滞而然也。宜用甘温之剂，补益阳气，托里以腐溃之。况此证元属督脉，经阴虚火盛而出，若不审其因，专用寒苦之剂，使胃寒气弱，何以腐化收敛，几何不至于败耶。凡疮之易消散、易腐溃、易收敛，皆气血壮盛故也。

附 方

黄连消毒散

治脑疽，或背疽。肿势外散，疼痛发焮，或不痛麻木，服此。更宜隔蒜灸之。

黄连（酒拌）、羌活、黄柏、黄芩（酒拌）、生地黄、知母、独活、

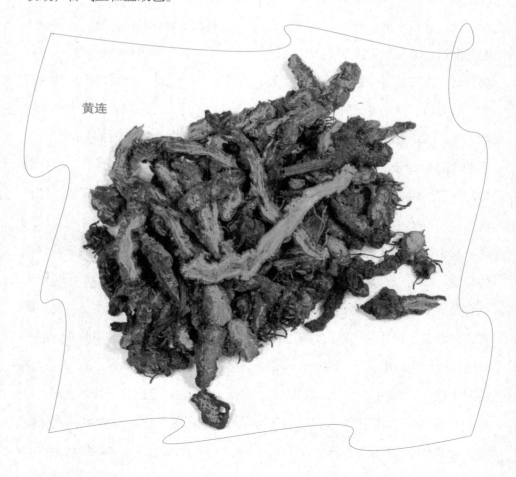

黄连

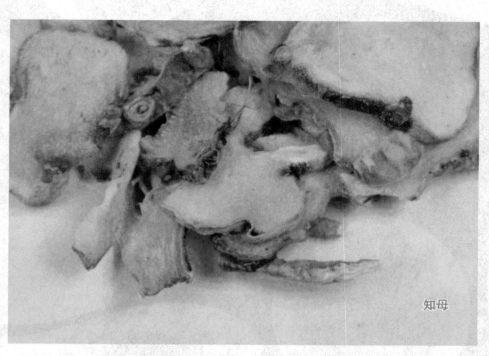

知母

防风、当归尾（酒拌）、连甘草（炒，各
五分）

　　作一剂，水二钟，姜三片，煎八
分，食后服。

仙方活命饮 （方见发背）

隔蒜灸法 （方见发背）

槐花酒 （方见发背）

清凉饮 （方见发背）

四物汤 （方见瘰疬）

加减八味丸 （方见作渴）

十全大补汤 （方见溃疡发热）

清心莲子饮 （方见下疳）

凉膈散 （方见作渴）

二神丸 （方见作呕）

六君子汤 （方见作呕）

参苓白术散 （方见痔漏）

金银花散 （方见作呕）

托里散 （方见肿疡）

小柴胡汤 （方见瘰疬）

托里消毒散 （方见肿疡）

荆防败毒散 （方见溃疡发热）

十宣散 （方见发背）

八珍汤 （方见溃疡发热）

香砂六君子汤 （方见作呕）

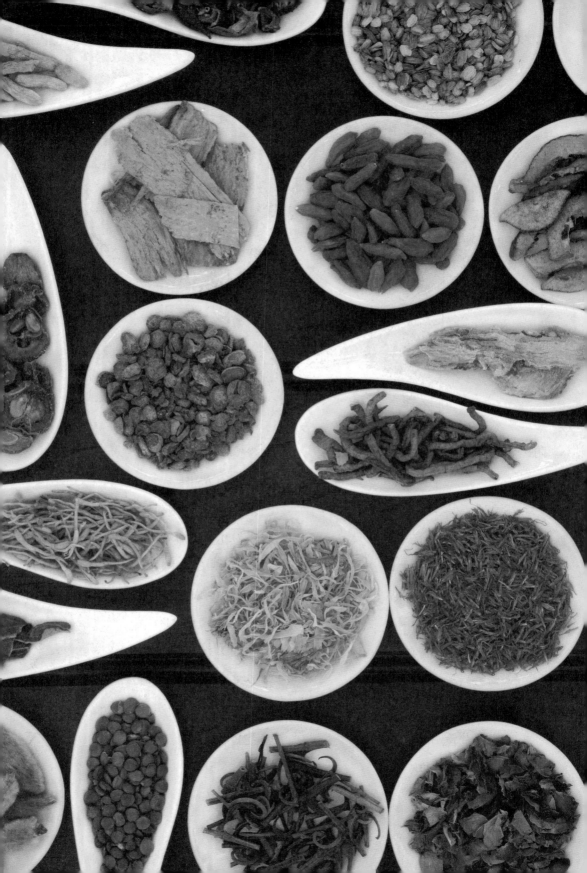

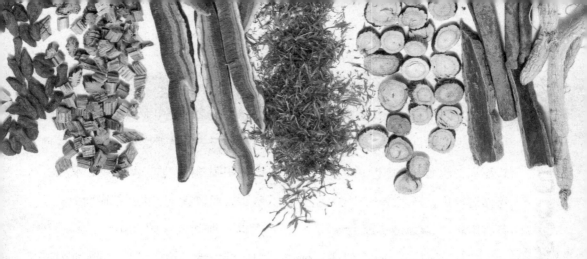

上篇 · 外科发挥

第三卷

 鬓疽

痛，或发热者，祛风清热；焮痛，发寒热，或拘急者，发散表邪；作脓焮痛者，托里消毒。一男子患此，焮肿作痛发热，以小柴胡汤加连翘、金银花、桔梗，四剂而消。

一男子因怒后发际肿痛，发热。以小柴胡汤加连翘、金银花、天花粉、桔梗，四剂根畔俱消。唯疮头作痛，以仙方活命饮，二剂痛止。脓成，针之，更以托里消毒药而愈。

一男子头面焮肿作痛，时仲冬，脉弦紧。以托里温经汤，汗之而消。

一男子肿痛，寒热拘急，脉浮数。以荆防败毒散，二剂表证悉退，更以托里消毒散，溃之而安。

一男子脓熟不溃，胀痛，针之而止，更以托里消毒散而愈。凡疮脓熟不溃，属气血虚也，若不托里，必致难瘥。

一男子作脓焮痛，发呕少食。以仙方活命饮，一剂而止。以六君子汤加当归、桔梗、皂角刺，溃而愈。

一男子脓清不敛，以托里散加五

味子、麦门冬而敛。

一老人肿痛发热，脓清作渴，脉软而涩，此血气俱虚也。欲补之，彼见作渴发热，乃服降火腑气血上下，各有虚实。（详见溃疡作痛第十三条。）

况阴证似阳，阳证似阴（治验见《外科心法》），岂可以发热作渴，而概用寒凉之剂常治患者。正气虚，邪气实，以托里为主，消毒佐之；正气实，邪气虚，以攻毒为主，托里佐之；正气虚，邪气实，而专用攻毒，则先损胃气，宜先用仙方活命饮、托里消毒散，或用灸法，俟邪气退，正气复，更酌量治之。

大抵正气夺，则虚，邪气胜则实。盖邪正不并立，一胜则一负，其虚不待损而自虚矣。若发背脑疽疔毒，及患在四肢，必用灸法，拔引郁毒，以行瘀滞，尤不可专于攻毒。诊其脉而辨之，庶不有误。如福泉黄吏部，肩患毒，发热恶寒，大渴烦躁，似有余之证，其脉虽大而无力，却属不足，用当归补血治之。吾乡周都宪，两腿作痛，形体清，肝脉弦数，却属有余之证。用龙胆泻肝汤治之并愈。齐氏云：疮肿之证，若不诊候何以知阴阳勇怯，血气聚散邪！又云：脉洪大而数者，实也。细微而数者，虚也。河间云：脉沉实者，其邪在脏。浮大者，其邪在表。观此诚发前人之未发。诊候之道，其可缺邪！

一男子肿焮痛甚，发寒热，服十宣散愈炽。诊之脉数而实，此表里俱有邪也。以荆防败毒散加来，或大便秘结，小便淋，心神愦闷，恍惚不宁，皆邪热之实也，岂可补哉。东垣云：疮疽之发，其受之有内外之别。治之有寒温之异。受之外者，法当托里以温剂，反用寒药，则是皮毛，表里通溃，共为一疮。助邪为毒，苦楚百倍，轻则危殆，重则死矣。

附 方

小柴胡汤 （方见溃疡）

荆防败毒散 （方见溃疡发热）

托里消毒散 （方见肿疡）

仙方活命饮 （方见发背）

托里散 （方见肿疡）

六君子汤 （方见作呕）

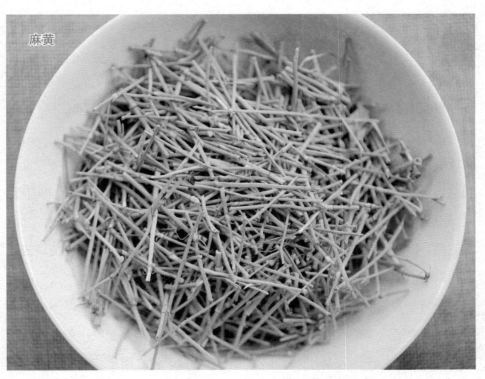

麻黄

托里温经汤

治寒覆皮毛，郁遏经络，不得伸越，热伏荣中聚结，赤肿作痛，恶寒发热，或痛引肢体。若头面肿痛焮甚，更宜砭之。

麻黄、升麻、防风、干葛、白芷、当归、苍术、人参、芍药、甘草（各一钱）

作一剂，水二钟，煎一钟服，卧于暖处，得汗乃散。

八珍汤 （方见溃疡发热）

龙胆泻肝汤 （方见下疳）

十宣散 （方见肿疡）

当归补血汤 （方见溃疡）

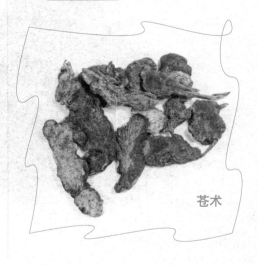

苍术

时毒（谓毒发于面鼻耳项）

里实而不利者，下之；表实而不解者，散之；表里俱实而不解者，解表攻里；表里俱解而不者，不宜用峻利，当审而治之。

一男子患此，肿痛发热作渴，脉实便秘。以五利大黄汤下之，诸证悉退；以葛根牛蒡子汤，四剂而瘥。

一男子表里俱解，肿痛尚不退，以葛根升麻汤，二剂而消。

一男子肿痛，发寒热，脉浮数。以荆防败毒散，二剂少愈，以人参败毒散，二剂势减半，又二剂而瘥。

一男子耳面赤肿作痛，咽干发热，脉浮数。先以荆防败毒散，二剂势退大半，又以葛根牛蒡子汤，四剂而瘥。

一妇人表邪已解，肿尚不消。诊之脉滑而数，乃瘀血欲作脓也。以托里消毒散，溃之而愈。

麻黄

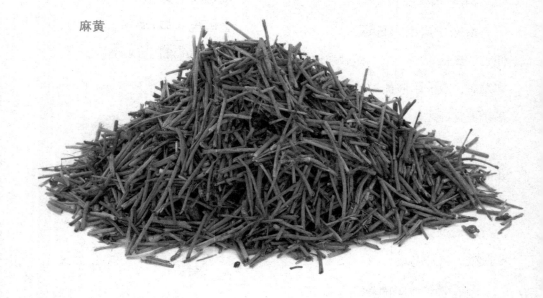

一男子煅肿，胀痛作渴，烦热便秘，脉数，按之尤实。用防风通圣散，一剂诸证顿退；以荆防败毒散加玄参、牛蒡子、黄芩，二剂而瘥。

一老人冬月头面耳项俱肿，痛甚，便秘，脉实，此表里俱实病也。饮防风通圣散，不应。遂络，药力难达故也。恶血既去，其药自效。或拘用寒远寒，及年高畏用硝黄，而用托里，与夫寻常消毒之剂，或不砭泄其毒，专假药力，鲜不危矣。

一男子表里俱解，唯肿不消。以托里消毒散，四剂脓成，针之而愈。

一妇人肿痛，用硝黄之剂，攻之稍缓，翌日复痛。诊之外邪已退，此瘀血欲作脓也。用托里消毒散，溃之而愈。

一男子头面肿痛，服硝黄败毒之剂，愈甚。诊之脉浮数，邪在表，尚未解，用荆防败毒散，以下肿，地之气也。乃邪客心肺之间，上攻头目而为肿，此感四时不正之气为患，与夫膏粱积致有误。常见饥馑之际，刍荛之人多患之，乃是胃气有损，邪气从之为患，不可不察。余常治邪在表

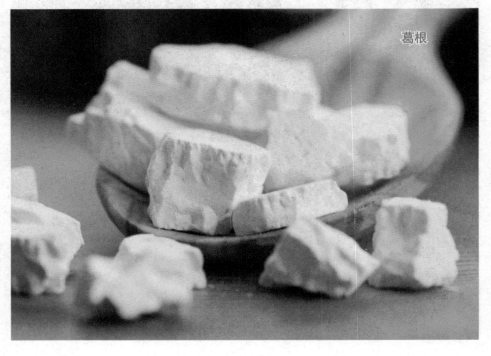

葛根

上篇·外科发挥 第三卷

者，用葛根牛蒡子汤、人参败毒散，或普济消毒饮子；邪在里者，五利大黄汤、栀子仁汤；表里俱不解者，防风通圣散；表里俱解而肿不退者，犀角升麻汤；如肿甚者，砭患处，出恶血以泄其毒，或用通气散，取嚏以泄其毒，十日外自愈，若嚏出脓血即愈。欲其作脓者，用托里消毒散；欲其收敛者，用托里散，此法最为稳当。五七日咽喉肿闭，言语不出，头面不肿，食不知味者，不治。

一男子服表散药愈炽。发热便秘，诊其脉沉实，此邪在里也。以大黄汤下之，里证悉退，以毒之气，而感之于人也。其候发于鼻面耳项咽喉，赤肿无头，或结核有根，令人增寒发热，头痛，或肢体痛甚者，恍惚不宁，咽喉闭塞，人不识者，将为伤寒。便服解药，一二日肿气增益，方悟，始求疮医。原夫此疾，古无方论，世俗通为丹瘤。病家恶言时毒，切恐传染。

考之于经曰：人身忽经变赤，状如涂丹，谓之丹毒。此风热恶毒所

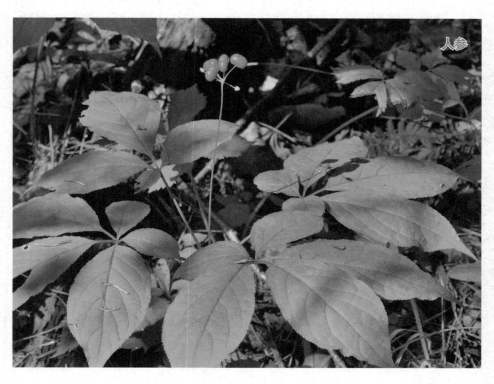

人参

为，与夫时毒，特不同耳。盖时毒初状如伤寒，五七日间乃能杀人，治者宜精辨之。先诊其脉，滑数浮洪，沉紧弦涩，皆其候也。盖浮数者，邪气在表也；沉涩者，邪气深也。气实之人，急服化毒丹以攻之；热实不利，大黄汤下之。其有表证者，解毒升麻汤以发之；或年高气软者，五香连翘汤主之。又于鼻内嗅通气散，取十余嚏作效，若嗅药不嚏者，不可治。如嚏出脓血者，治之必愈。

左右看病之人，每日用嗅药嚏之，必不传染。其病患每日亦用嚏药三五次，以泄热毒，此治时毒之良法也。

经三四日不解者，不可大下，犹宜和解之，服犀角连翘散之类。至七八日，大小便通利，头此病若五日以前，精神昏乱，咽喉闭塞，语声不出，头面不肿，食不知味者，必死，治之无功矣。然而，此疾有阴有阳，有可汗，有可下。常见粗工，但云热毒，就用寒药，殊不知病有微甚，治有逆从，不可不审矣。

附 方

五利大黄汤

治时毒焮肿赤痛，烦渴便秘，脉实数。

大黄（煨）、黄芩、升麻（各二钱）芒硝、栀子（各一钱二分）

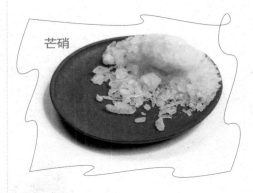

芒硝

作一剂，水一钟半，煎六分，空心热服。

栀子仁汤

治时毒肿痛，大便秘结，脉沉数。

郁金、枳壳（麸炒去穰）、升麻、山栀仁（炒）、牛蒡子（炒）、大黄（煨，各等分）

上为细末，每服三钱，蜜水调下。

荆防败毒散

治时毒肿痛发热，左手脉浮数，即人参败毒散加防风、荆芥（**方见溃疡发热**）。

葛根牛蒡子汤

治时毒，肿痛脉数而少力者。

葛根、贯众、甘草、江西豆豉、牛蒡子（**半生杵，炒，各二钱**）

作一剂，水一钟半，煎八分，食后服。

防风通圣散

治时毒肿痛，烦躁，表里脉证俱实（**方见疔疮**）。

人参败毒散（**方见溃疡发热**）

托里消毒散

治时毒表里俱解，肿尚不退，欲其作脓（**方见肿疡**）。

普济消毒饮

治时毒疫疠，初觉增寒体重，

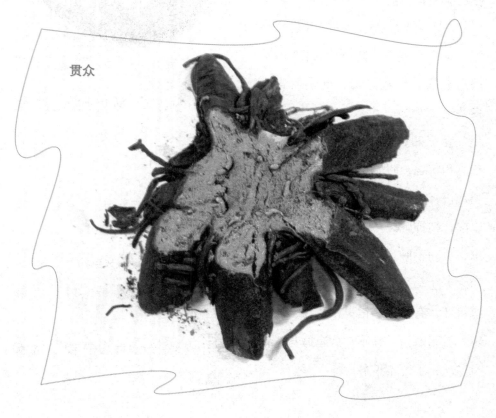

贯众

次传头面肿痛，或咽喉不利，舌干口燥。

黄芩、黄连（各五钱）　人参（三钱）　橘红、玄参、甘草（各一钱）柴胡、桔梗（炒，各二钱）　连翘、牛蒡子、板蓝根、马勃（各一钱）　白僵蚕（炒）、升麻（各七分）

作一剂，水二钟，煎一钟，去渣，稍热，食后徐徐服之。如大便硬，加酒煨大黄一钱或二钱以利之。

肿势甚者，宜砭刺之，去恶血。

 通气散

治时毒焮肿，咽喉不利，取嚏以泄其毒。

延胡索（一钱五分）　猪牙皂角、川芎（各一钱）　藜芦（五分）　羊踯躅花（二分半）

上药为细末，用纸捻蘸少许入鼻内，取嚏为效。

托里散（方见肿疡）

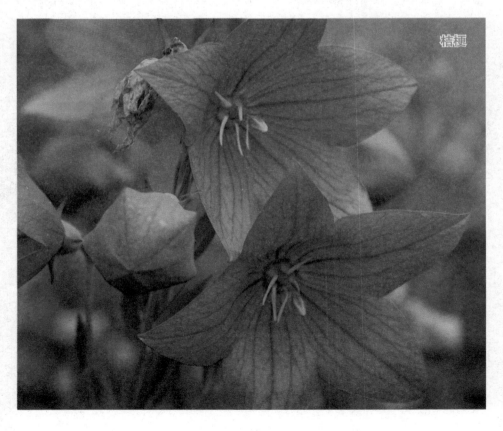

桔梗

疗疮

脉浮数者，散之；脉沉实者，下之。表里俱实者，解表攻里。麻痒，或大痛，及不痛者，并灸之，更兼攻毒。

一男子足患作痒，恶心呕吐，时发昏乱，脉浮数。明灸二十余壮，始痛。以夺命丹一服，肿始起。更用神异膏，及荆防败毒散而愈。

一老妇足大趾患之，甚痛。令灸之，彼不从，专服败毒药，致真气虚而邪气愈实，竟至不救概而用之耶。

且至阴之下，药力在所难到，专假药力，则缓不及事，不若灸之为良。故下部患疮，皆宜隔蒜灸之。痛则灸至不痛，不痛则灸至痛，若灸之而不痛者，宜明灸之，及针疗四畔去恶血。以夺命丹一粒，入疮头孔内，仍以膏药贴之。若针之不痛，或无血者，以针烧赤红丝攻心腹者，就于丝尽处，刺去恶血，宜服荆防败毒散。若丝近心腹者，宜挑破疮头，去恶水，亦以膏药贴之。如麻木者，服夺命丹，如

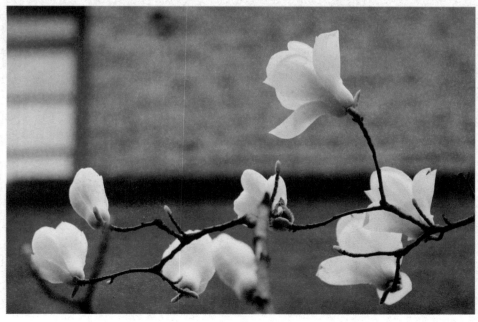

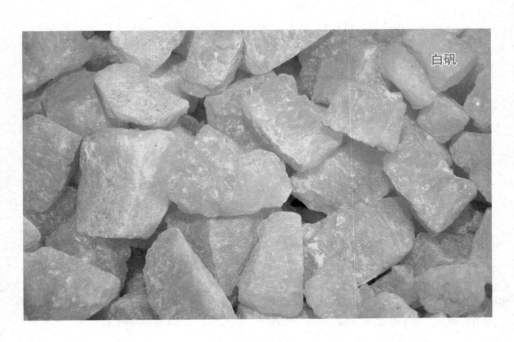

白矾

牙关紧急，或喉内患者，并宜噙一二丸。凡人暴死，多是疔毒。用灯照看遍身，若有小疮，即是。宜急灸之，俟醒，更服败毒药，或夺命丹。人污入肉，食之则生疔疮，不可不慎。

附　方

🌿 **荆防败毒散**

即人参败毒散加荆芥、防风（**方见溃疡发热**）。

🌿 **夺命丹**

治疔疮发背，及恶证不痛，或麻木，或呕吐，重者昏愦。此药服之，不起发者回生之功，乃恶证之中至宝也。

蟾酥（**干者酒化**）、轻粉（**各半钱**）白矾（**枯**）、寒水石（**煅**）、铜绿、乳香、没药、麝香（**各一丸，如绿豆大**）

如丸不就，入酒糊些小丸，每服一二丸，用生葱白三五寸，病者自嚼烂，吐于手心，男左女右，包药在内，用热酒和葱送下。如人行五七里，汗出为效，重者再服一二丸。

清凉饮　隔蒜灸法（**二方见发背**）
神异膏（**方见杨梅疮**）

上篇·外科发挥　第三卷

痛，尺脉紧而无力者，托之。肿硬痛甚者，隔蒜灸之，更以解毒。不作脓而痛者，解毒为主。不作脓者，托里为主。不溃，或溃而不敛者，托里为主。

一男子臀痈，肿硬作痛，尺脉浮紧，按之无力。以内托羌活汤，一剂痛止。以金银花散四剂，脓溃而愈。

一男子臀痈，肿硬痛甚，隔蒜灸之。更服仙方活命饮，二剂痛止。更以托里消毒散，脓溃而瘥。

一男子臀痈，不作脓，饮食少思。先用六君子汤加芎、归、芪，饮食渐进。更以托里消毒散，脓溃而愈。

一男子溃而脓清不敛，以豆豉饼灸之。更饮十全大补汤，两月余而痊。凡疮不作脓，或不溃，或溃而不敛，皆气血之虚也。若脓清稀，尤其虚甚也。（虚实详见溃疡作痛门。）

一男子臀痈，脓水不止，肌肉渐瘦，饮食少思，胃脉微弦。以六君子汤加藿香、当归数剂，饮食遂进。饮以十全大补汤及豆豉饼灸之，两月余而敛。

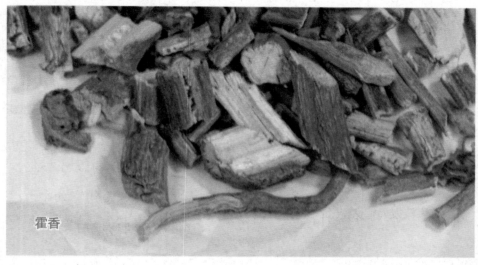

霍香

一弱人臀痈，脓成不溃。以十全大补汤数剂，始托起，乃针之，又二十余剂而愈。夫臀居僻位，气血罕到，老弱人患之，尤宜补其气血，庶可保痊。

一男子腿内侧患痛，未作脓而肿痛，以内托黄芪柴胡汤二剂，少愈，又二剂而消。

一男子臀漫肿，色不变，脉滑数而无力，此臀痈也。脓将成，尚在内，余欲治以托里药，待疮毒瓦斯已结，不起者，但可补其气血，使脓速成而针去，不可论内消之法。脓成，又当辨其生熟；按之即复起者，有脓也；按之不复起者，无脓也。若肿高而软者，发于血脉；肿下而坚者，发于筋骨；肉色不相变者，发于骨髓也。

一男子腿外侧患痛，漫肿大痛，以内托黄芪酒煎汤，二剂少可。更以托里散数剂，溃之而愈一妇人腿痛，久而不愈，疮口紫陷，脓水清稀，余以为虚。彼不信，乃服攻里之剂，虚证蜂气血虚极也，最宜大补，否则成败证。若更患他证，尤难治愈。

一男子腿痛内溃，针之，脓出四五碗许，恶寒畏食，脉诊如丝，此阳气微也。以四君子汤，补汤，及附子饼两月而愈。

一老人腿患痛，脓自溃，忽发昏瞀，脉细而微，此气血虚极也，以大补之剂而苏。一弱人子一钱，二剂少愈。更以大补药，月余而痊。大抵脓血大泄，当大补气血为先，虽有他证，以末治之。凡痛大溃，发热恶食，皆属气血虚甚。若左手脉不足者，补血药当多于补气药；右手脉不足者，补气药当多于补血药；切不可发表。

一妇人患腰痛脚弱，弛长不能动履。以人参败毒散加苍术、黄柏、泽泻而愈。

一妇人环跳穴作痛，肉色不变，脉紧数，此附骨疽也。脓未成，用内托黄芪酒煎汤加青皮、龙胆草、山栀，数剂而消。

一男子患腿痛，兼筋挛痛，脉弦紧。用五积散，加黄柏、柴胡、苍术，治之而愈。

上篇·外科发挥 第三卷

一妇人患附骨疽，久不愈，脓水不绝，皮肤瘙痒，四肢痿软。余以为虚，欲补之。彼惑为风心肝脾肺肾以主之。若随情妄用，喜怒劳佚，致五内精血虚耗，使皮血筋骨肉痿弱无力以运动，故致痿状与柔风香港脚相类。柔风香港脚皆外所因，痿则五内不足之所致也。

一男子患附骨疽，肿硬发热，骨痛筋挛，脉数而沉，用当归拈痛汤而愈。

一男子腿根近环跳穴患痛彻骨，外皮如故，脉数而带滑，此附骨疽。脓将成，用托里药六剂。肿起作痛，脉滑数，脓已成，针之，出碗许，更加补剂，月余而瘳。

一男子腿内患痛，漫肿作痛，四肢厥，咽喉塞，发寒热。诸治不应，乃邪郁经络而然也。用五香连翘汤，一剂诸证少退。又服，大便行二次，诸证悉退而愈。

一妇人两腿作痛，不能伸展，脉弦紧，按之则涩。先以五积散，二剂痛少止，又一剂而止。更以神应养真，而能伸屈。

一男子患腿痛，膝微肿，轻诊则浮，按之弦紧，此鹤膝风也。与大防风汤，二剂已退二三。

微，灌溉脏腑，周身百脉，神将何依然，故气短而促，真气损也。怠惰嗜卧，脾气衰也。小便不禁，膀胱不藏也。时有躁热，心下虚痞，胃气不能上荣也。恍惚健忘，神明乱也。不治，后果然。此证多患于不足之人，故以加减小续命、大防风二汤有效，若用攻毒药必误。

一妇人患香港脚，或时腿筋挛，腹作痛，诸药不应，渐危笃。诸书云：八味丸，治足少阴，脚肾乘心，水克火，死不旋踵，宜急服。

一男子腿痛，兼筋挛骨痛，脉弦紧。以大防风汤二剂，挛少愈，又二剂而肿消。但内一处，肿发起，脉滑数，乃脓已成矣，针之。用十全大补汤，月余而安。

一妇人膝肿痛，遇寒痛益甚，月余不愈，诸药不应，脉弦紧，此寒邪深伏于内也。用大防风气得以深袭，若真气壮实，邪气焉能为患邪！故附骨痛疽，及鹤膝风证，肾虚者多患之。前人用附子者，以温补肾气，而又能行药势，散寒邪也。亦有体虚之人，秋夏露卧，为冷气所袭，寒热伏结，多成此证，不能转动，乍寒乍热而无汗，按之痛应骨者是也。若经久不消，极阴生阳，寒化为热而溃也。若被贼风所伤，患处不甚热，而洒淅恶寒，不时汗出，熨之痛少止，须大防风汤及火龙膏治之。若夫治为弯曲偏枯，有坚硬如石，谓之石疽。若热缓，积日不溃，肉色亦紫，皮肉俱烂，名缓疽。其始末皆宜服前汤，欲其驱散寒邪，以补虚托里也。

一男子右腿赤肿焮痛，脉沉数。

用当归拈痛汤，四肢反痛，乃湿毒壅遏。又况下部，药难达，非药不对症，遂砭患处，去毒血，仍用前药，一剂顿减，又四剂而消。

一男子先腿痛，后四肢皆痛，游走不定，至夜益甚。服除湿败毒之剂，不应。诊其脉滑而涩湿热，或死血流注关节，非辛温之剂，开发腠理，流通隧道，使气行血和，焉能得愈。

一男子腿痛，每痛则痰盛，或作嘈杂，脉滑而数。以二陈汤加升麻、二术、泽泻、羌活、南星，治之而安。

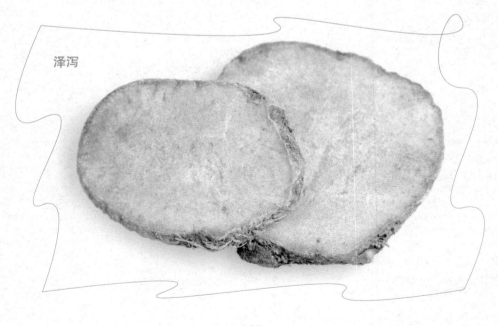

泽泻

上篇·外科发挥 第三卷

一男子素有香港脚，胁下作痛，发热头晕，呕吐，腿痹不仁。服消毒护心等药，不应。左关脉紧，右关脉弦，此亦香港脚也。以半夏左经汤，治之而愈。

一男子脚软肿痛，发热饮冷，大小便秘，右关脉数，乃足阳明经湿热流注也。以大黄左经汤，治之而愈。

一男子胫兼踝脚皆焮痛，治以加味败毒而愈。

一男子两腿痛，脉滑而迟，此湿痰所致。以二陈汤加二术、黄柏、羌活、泽泻，治之而消。

一男子两腿肿痛，脉滑而缓，此湿痰所致也。先以五苓散加苍术、黄柏，二剂少愈。更以二为主，若中气和，则痰自消，而湿亦无所容矣。

一妇人两腿痛，脉涩而数，此血虚兼湿热。先以苍术、黄柏、知母、龙胆草、茯苓、防风、防己、羌活，数剂肿痛渐愈。又以四物汤加二术、黄柏、牛膝、木瓜，月余而愈。

一男子肢节肿痛，脉迟而数，此湿热之证。以荆防败毒散加麻黄，二剂痛减半。以槟榔败毒散，四剂肿

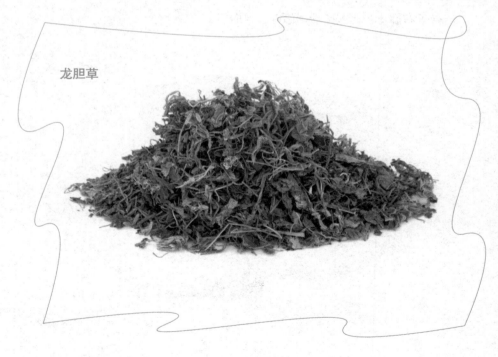

龙胆草

亦消。更以四物汤加二术、牛膝、木瓜，数剂而愈。

一妇人脚胫肿痛，发寒热，脉浮数。此三阳经湿热，下注为患，尚在表。用加味败毒散治之，不应。乃瘀血凝结，药不能及也。于患处砭去瘀血，乃用前药，二剂顿退。以当归拈痛汤，四剂而愈。杨大受云：香港脚是为壅疾，治法宜宣通之，使气不能成壅也。壅既成而甚者，砭去恶血，而去其重势。经云：蓄则肿热，砭射之后，以药治之。

一妇人两腿痛，遇寒则筋挛，脉弦而紧，此寒邪之证。以五积散对四物汤，数剂痛止。更以四物汤加木瓜、牛膝、枳壳，月余而愈。

一男子腿肿筋挛，不能动履。以交加散，二剂而愈。

一妇人患腿痛，不能伸屈，遇风寒，痛益甚，诸药不应，甚苦。先以活络丹，一丸顿退，又服而瘳。次年复痛，仍服一丸，亦退大半。更以加味败毒散，四剂而愈。

一男子素有香港脚，又患附骨痛作痛，服活络丹一丸，二证并瘳。上

舍俞鲁用素有疝，不能，二丸而瘳。留都金二官女，患惊风甚危，诸医皆勿救，自用一丸即愈，且不再作。夫病深伏在内，非此药莫能通达。但近代始云：此药引风入骨，如油面之说，故后人多不肯服。

大抵有是病，宜用是药，岂可泥于此言，以致难瘳。

一妇人两腿作痛，时或走痛，气短自汗，诸药不应。诊之尺脉弦缓，此寒湿流注于肾经也。何足为虑。余中气不足以补中益气汤加附子，服之三年，何见其毒也。经云：有是病，用是药。

一妇人肢节肿痛，胫足尤甚，时或自汗，或头痛，此太阳经湿热所致。用麻黄左经汤，二剂而愈。

一妇人患血痹，兼腿酸痛，似痹，此阴血虚不能养于筋而然也。宜先养血为主，遂以加味四斤丸治之而愈。

一老人筋挛骨痛，两腿无力，不能步履。以局方换腿丸治之。一妇人筋挛痹纵，两腿无力乃因血海虚而七情所感，遂成斯疾。今妇人病此亦

众，则知妇人以血海虚而得之，与男子肾虚类也。男女用药固无异，更当兼治七情无不效也。

一妇人患腿痛，兼足胫挛痛，服发散药愈甚，脉弦紧，此肾肝虚弱风湿内侵也。以独活寄生汤，治之痛止。更以神应养真丹，而弗挛矣。

一男子素有腿痛，饮食过伤，痛益甚，倦怠脉弱。以六君子汤加山楂、神曲、苍术、当归、升麻、柴胡而愈。

一老人素善饮，腿常肿痛，脉洪而缓。先以当归拈痛汤，候湿热少退，后用六君子汤加苍术、黄柏、泽泻，治之而痊。

一男子每饮食少过，胸膈痞闷，或吞酸，两腿作痛。用导引丸，二服频愈。更以六君子汤加，脾气不能四布，故下流乘其肝肾之虚，以致足肿。加之房事不节，阳虚阴盛，遂成香港脚。

亦有内伤饮食，脾胃之气有亏，不能上升，则下注为香港脚者，宜用东垣开结导引丸，开导引水，运化脾气，如脾气虚弱，壅遏不通，致面目发肿，或痛者，宜用导滞通经汤，以

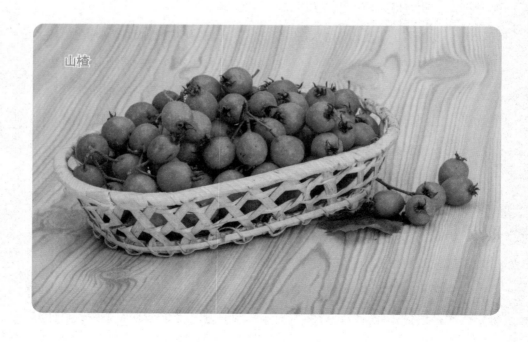

山楂

疏导。

（以上十九条乃香港脚证，虽非疮毒，因治有
验，故录之。）

附 方

内托羌活汤

治尻臀患痛，坚硬肿痛，两尺脉
紧按之无力。

羌活、黄柏（各二钱）　防风、
当归尾、藁本（各一钱）　肉桂（一钱）
连翘、甘草（炙）、苍术

食前服。

隔蒜灸法　槐花酒　仙方活命饮

（三方见发背）

金银花散　（方见作呕）

托里消毒散　（方见肿疡）

六君子汤　（方见作呕）

豆豉饼

治疮疡肿硬不溃，及溃而不敛，
并一切顽疮恶疮。

用江西豆豉为末，唾津和作，
毒顿减。前人俱称有奇功，不可
忽之。

十全大补汤　（方见溃疡发热）

独参汤　（方见杖疮）

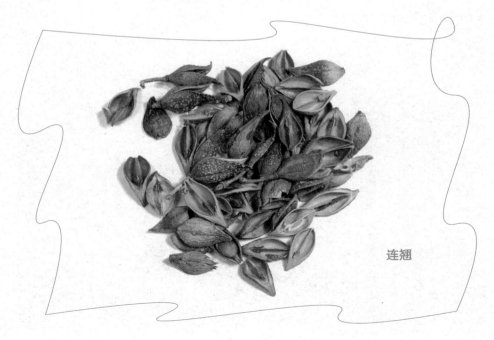

连翘

上篇·外科发挥 第三卷

内托黄芪柴胡汤

治湿热，腿内近膝股患痛，或附骨痛，初起肿痛，此太阴厥阴之分位也。脉细而弦，按之洪缓有力。

黄芪（盐水拌炒，二钱）　柴胡、土瓜根（各一钱）　羌活（五分）　连翘（一钱五分）

肉桂生内托黄芪酒煎汤

治寒湿腿外侧少阳经分患痛，或附骨痛，坚硬漫肿作痛，或侵足阳明经，亦治之。

黄芪（盐水拌炒，二钱）　柴胡（一钱半）　连翘、肉桂（各一钱）　黄柏（五分）　大力子（炒）

食前服。

附子饼

治溃疡，气血虚不能收敛，或风邪袭之，以致气血不能运于疮致难收敛。

用炮附子去皮、脐，研末，以唾津和为饼，置疮口处，将艾壮于饼上，灸之。每日灸数次，但令微热，勿令痛。如饼干，再用唾津和做，以疮口活润为度。

四君子汤

治脾胃不健，饮食少思，肌肉不生，肢体倦怠。

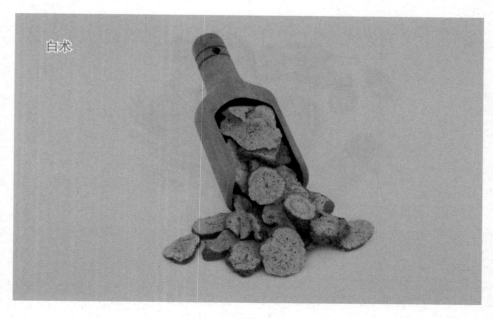

白术

人参、茯苓、白术（炒，各二钱）甘草（炙，五分）

作一剂，水二钟，姜三片，枣二枚，煎八分，食远服。

人参败毒散（方见溃疡发热）

五积散

治风寒湿毒，客于经络，致筋挛骨痛，或腰脚酸疼，或拘急，或身重痛，并治之。

苍术（二钱半）　桔梗（炒，一钱二分）陈皮（去白，六分）　白芷（三分）　甘草（炙）　当归（四分）　枳壳（面炒，六分）桂心（一钱）　浓朴（姜制，四分）

作一剂，水二钟，姜三片，枣一枚，煎一钟服。

当归拈痛汤

治湿热下注，腿脚生疮，或脓水不绝，或赤肿，或痒痛，或四肢遍身肿痛。

羌活（五钱）　人参、苦参（酒制）、升麻、葛根、苍术（各二钱）　甘草（炙）、黄芩（酒拌）、白术（一钱）当归身、猪苓、泽泻、防风、知母（酒洗，各三钱）　茵陈（酒炒，五钱）

作四剂，水二钟，煎一钟，空心并临睡服之。

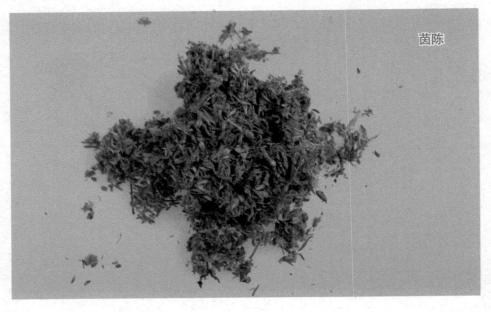

茵陈

大防风汤

治三阴之气不足，风邪乘之，两膝作痛，久则膝大，腿愈细，因名曰：鹤膝风，乃败证也。非此方不能治，又治痫后脚痛缓弱，不能行步，或腿膝肿痛。

附子（炮，一钱）　白术（炒）、羌活、人参（各二钱）　川芎（一钱五分）防风（二钱）　甘草（炙，半钱）　杜仲（姜制，三钱）　熟地黄（用生者酒拌半月，忌铁器，二钱）

作一剂，水二钟，姜三片，煎八分，空心服。愈后尤宜谨调摄，更服还少丹，或加桂，以行地黄之滞。若脾胃虚寒之人，宜服八味丸。

补中益气汤 （方见溃疡发热）

火龙膏

治风寒湿毒所袭，筋挛骨痛，或肢节疼痛，及湿痰流注，经络作痛，或不能行步。治鹤膝风、历节风疼痛，其效尤速。

生姜（八两，取汁）　乳香（为末）、没药（为末，各五钱）　麝香（为末，一钱）真牛皮胶（二两，摊贴患处）

更服五积散，如鹤膝风，须服大防风汤。

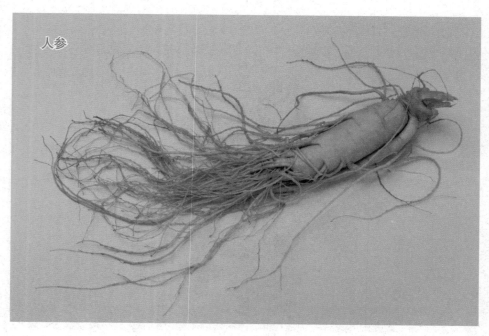

人参

二陈汤

和中理气，健脾胃，消痰进饮食。

半夏（姜制）、陈皮（炒）、茯苓（各一钱五分）　甘草（炙，五分）

作一剂，水一钟，姜三片，煎六分，食远服。

半夏左经汤

治足少阳经为四气所乘，以致发热腰胁疼痛，头目眩晕，呕吐不食，热闷烦心，腿痹纵缓。

半夏（姜制）、干葛、细辛、白术、麦门冬（去心）、茯苓、桂心（去皮）、防风、干姜（炮）、黄芩、柴胡、甘草（炙，各一钱）

作一剂，水二钟，姜三片，枣一枚，煎八分，食前服。

大黄左经汤

治四气流注足阳明经，致腰脚尖肿痛不可行，大小便秘，或不能食，气喘满，自汗。

细辛、茯苓、羌活、大黄（煨）、甘草（炙）、前胡、枳壳、浓朴（姜制）、黄芩、杏仁（去皮、尖，炒，各一钱）

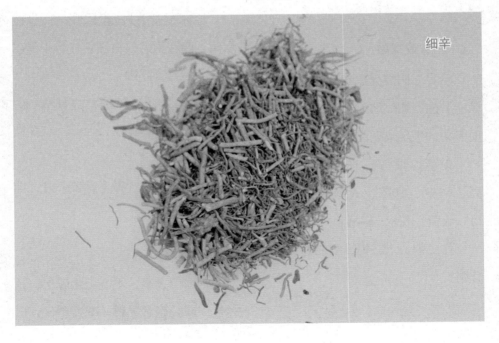

细辛

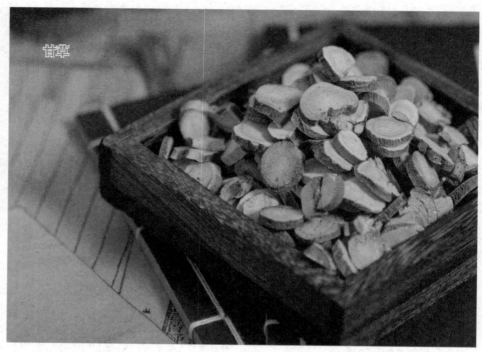
甘草

作一剂，水二钟，姜三片，枣二枚，煎八分，食前服。

加味败毒散

治足三阳经受热毒，流于脚踝，焮赤肿痛，寒热如疟，自汗短气，小便不利，手足或无汗，恶寒。

羌活、独活、前胡、柴胡、枳壳、桔梗、甘草、人参、茯苓、川芎、大黄、苍术（各一钱）

作二剂，水二钟，姜三片，煎八分服。

附子六物汤

治四气流注于足太阴经，骨节烦痛，四肢拘急，自汗短气，小便不利，手足或时浮肿。

附子、防己（各四钱）　甘草（炙，二钱）　白术、茯苓（各三钱）　桂枝（四钱）

作二剂，水一钟半，姜三片，煎一钟，食远服。

八味丸

治命门火衰，不能上生脾土，致脾胃虚弱，饮食少思，或食不化，日

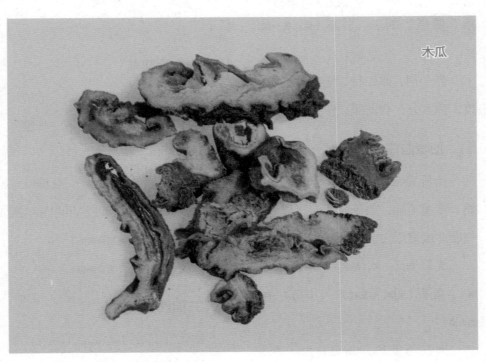
木瓜

渐消瘦；脚膝无力，肢体倦怠。

四物汤 （方见瘰疬）

🌱 交加散

治风寒湿毒所伤，腿脚疼痛，或筋挛骨痛，及腰背挛痛，或头痛恶寒拘急，遍身疼痛，一切寒毒之证并效。

五积散 （方见前）

人参败毒散 （方见溃疡发热）

荆防败毒散 （方见溃疡发热）

🌱 槟苏散

治风湿流注，脚胫酸痛，或呕吐不止。

槟榔、木瓜（各一钱）　香附子、紫苏（各三分）　　陈皮、甘草（炙，各一钱）

作一剂，水一钟半，姜三片，葱白三茎，煎一钟，空心服。

🌱 麻黄左经汤

治风寒暑湿流注足太阳经，腰足挛痹，关节重痛，增寒发热，无汗恶寒，或自汗恶风头痛。

麻黄（去节）、干葛、茯苓、苍术（米泔浸炒）、防己（酒拌）、桂心、羌

活、防风、细辛、甘草（炙，各一钱二分）

作一剂，水二钟，姜三片，枣一枚，煎八分，食前服。

加味四斤丸

治肝肾二经气血不足，足膝酸痛，步履不随，如受风寒湿毒以致脚气者，最宜服之。

虎胫骨（一两，酥炙）　没药（另研）、乳香（另研，各五钱）　川乌（一两，炮去皮）

肉苁蓉糊和，顿熟杵丸，梧桐子大每服七八十丸，空心温酒或盐汤任下。

局方换腿丸

治足三阴经为四气所乘，挛痹缓纵，或上攻胸胁肩背，或下注脚膝作痛，足心发热，行步艰辛。

薏苡仁、南星（汤炮）、石楠叶、石斛、槟榔、萆薢（炙）、川牛膝、羌活、防风、木瓜（各四两送下）

五香连翘散 （方见肿疡）

三因胜骏丸

治元气不足为寒湿之气所袭，腰足挛拳，或脚面连指，走痛无定，筋

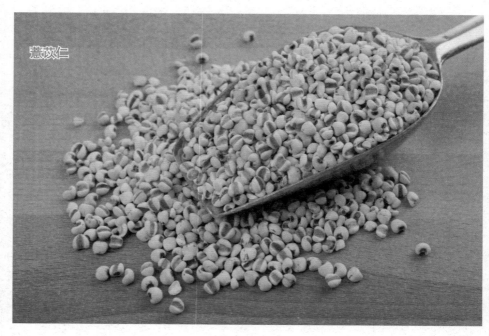

薏苡仁

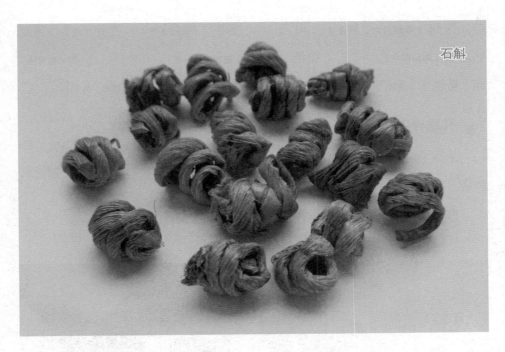

石斛

脉不伸，行步不随。常服益真气，壮
筋骨。

附子（泡法见八味丸）、当归、天
麻、牛膝、木香、酸枣仁（炒）、熟地
黄（用生者酒拌蒸半日，炒）、没药、甘草
（炙，各一两）

上药为末，用生地黄三斤，用无
灰酒四升，煮干，再晒二日，杵。

🌿 独活寄生汤

治肝肾虚弱，风湿内攻，两胫缓
纵，挛痛痹弱，足膝挛重。

独活（二钱） 白茯苓、杜仲

（姜制）、当归（酒洗）、防风、芍药
（炒）、人参、细辛、桂心、秦艽、牛
膝（酒拌）、桑寄生（真者，各一钱） 甘
草（炙，五分） 地黄（用生者酒拌蒸半日，忌
铁器，一钱）

作一剂，水二钟，姜三片，煎八
分，食前服。

🌿 神应养真丹

治厥阴经为四气所袭，脚膝无
力，或左瘫右痪，半身不遂，手足
顽麻，语言謇涩，气血凝滞，遍身
疼痛。

当归（酒浸片时，捣膏）、川芎、熟地黄（制如前方）、芍药、羌活、天麻、菟丝子（酒制，为末）亦可。

开结导引丸

治饮食不消，心下痞闷，腿脚肿痛。

白术（炒）、陈皮（炒）、泽泻、茯苓、神曲（炒）、麦芽（炒）、半夏（姜制，各一两）　青皮、干姜（各五钱）巴豆霜、枳实（炒，各钱半，为末）

汤浸，蒸饼丸梧子大。每服四五丸或十丸，温水下。此内伤饮食。脾胃营运之气有亏，不能上升，用此导引，行水化脾气也。

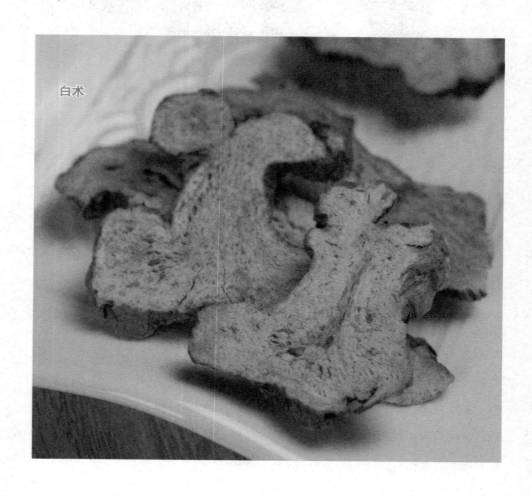

白术

导滞通经汤

治脾经湿热，壅遏不通，面目手足作痛。

即五苓散内减猪苓、官桂，加木香、陈皮。

每服三钱，滚汤下。

五苓散

治下部湿热疮毒，或浮肿，小便赤少。

泽泻、肉桂（**去粗皮**）、白术、猪苓、赤茯苓（**去皮，各等分**）

上药为细末。每服一钱，热汤调服，不拘时。

托里散（方见肿疡）

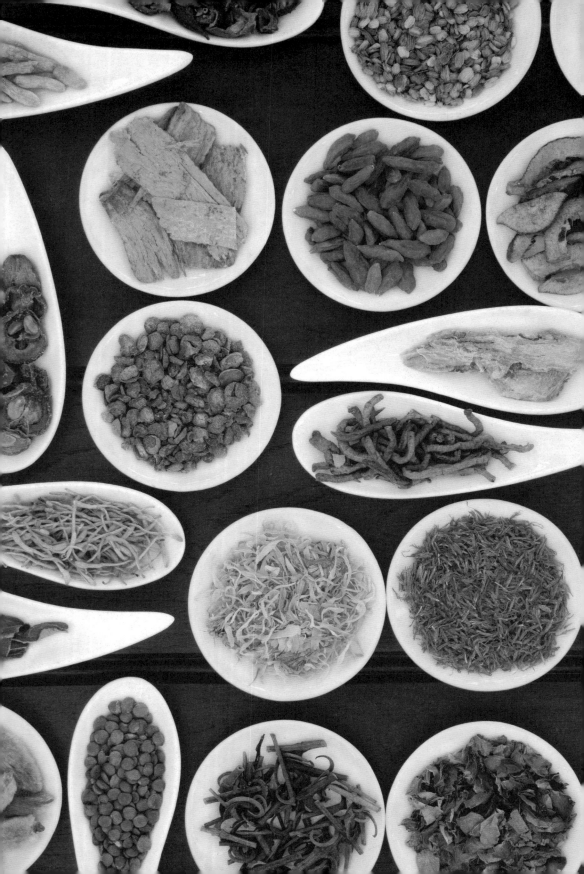

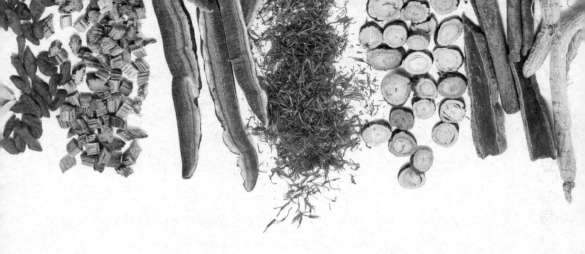

上篇·外科发挥

第四卷

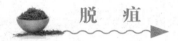
脱疽

谓疗生于足趾，或足溃而自脱，故名脱疽。

亦有发于手指者，名曰蛀节疗，重者腐去本节，轻者筋挛。

痛者，除湿攻毒，更以隔蒜灸至不痛。焮痛，或不痛者，隔蒜灸之，更用解毒药。若色黑者，滋阴降火，色黑者不治。

一男子足趾患之，焮痛色赤发热，隔蒜灸之，更以人参败毒散去桔梗，加金银花、白芷、大黄，二剂痛止。又十宣散去桔梗、官桂，加天花粉、金银花，数剂而痊。

一男子足趾患之，色紫不痛，隔蒜灸五十余壮，尚不知痛。又明灸百壮，始痛，更投仙方活命饮四剂，乃以托里药，溃脱而愈。

一男子足趾患之，大痛，色赤而肿，令隔蒜灸至痛止。以人参败毒散去桔梗，加金银花、白明灸之，庶得少杀其毒。此证因膏粱浓味，酒面炙爆，积毒所致；或不慎房劳，肾水枯竭；或服丹石补药。致有先渴而后患者，有先患而后渴者，皆肾水涸，不能制火故也。初发而色黑者，不治。赤者水未涸，尚可。若失解其毒，以致肉死色黑者，急斩去之，缓则黑延上，足必死。此患不问肿溃，唯隔蒜灸有效，亦有色赤作痛而自溃者，元气未脱易治。夫至阴之下，血气难到，毒易腐肉，药力又不易达。况所用皆攻痛之药，未免先于肠胃，又不能攻敌其毒。不若隔蒜灸，并割去，最为良法。故孙真人云：在指则截，在内则割。即此意也。

一男子脚背患此，赤肿作痛，令隔蒜灸三十余壮，痛止。以仙方活命饮，四剂而溃。更以托里消毒药而愈。

一男子足趾患之，色赤焮痛作渴。隔蒜灸数壮，服仙方活命饮，三剂而溃。更服托里药，及加减八味丸，溃脱而愈。

一男子足趾患之，色黑不痛，令明灸三十余壮而痛，喜饮食如常。余谓："急割去之，速服补剂。"彼不信。果延上，遂致不救。

一男子脚背患之，色黯而不肿痛，烦躁大渴，尺脉大而涩。此精已绝，不治，后果然。

附　方

人参败毒散 （方见溃疡发热）

隔蒜灸法　仙方活命饮 （二方见发背）

加减八味丸 （方见作渴）

十宣散 （方见肿疡）

蒜

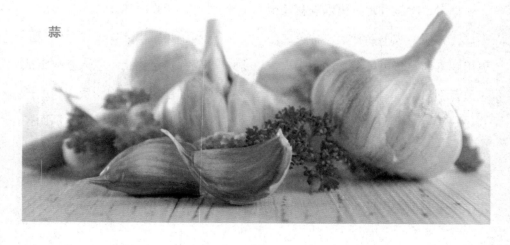

肺痈肺痿

喘嗽气急胸满者，表散之；咳嗽发热者，和解之；咳而胸膈隐痛，唾涎腥臭者，宜排脓；喘急恍惚痰盛者，宜平肺；唾脓，脉短涩者，宜补之。

一男子喘咳，脉紧数，以小青龙汤一剂，表证已解。更以葶苈大枣汤，喘止。乃以桔梗汤而愈。

一男子咳嗽气急，胸膈胀满，睡卧不安。以葶苈散，二服稍愈，更以桔梗汤而瘥。

一男子咳嗽，项强气促，脉浮而紧。以参苏饮，二剂少愈，更以桔梗汤，四剂而痊。

一男子咳嗽，两胁胀满，咽干口燥，咳唾腥臭。以桔梗汤，四剂而唾脓；以排脓散，数服而止，乃以补阴托里之剂而瘳。

一男子咳而脓不止，脉不退，诸药不应，甚危。用拓黄丸，一服稍愈，再服顿退，数服而痊。

一妇人唾脓，五心烦热，口干

胸闷。以四顺散，三剂少止；以排脓散，数服而安。

一男子因劳咳嗽不止，项强而痛，脉微紧而数，此肺痈也。尚未成脓，余欲用托里益气药，若肺气虚，则腠理不密，皮毛不泽。肺受伤，则皮毛错纵。故患肺痈、肺痿、肠痈者，必致皮邪不能解，多因腠理不密，而邪复入也。专用发表，则腠理愈虚，邪愈易入，反为败症矣。

宜诊其脉，邪在表者，止当和解而实腠理。乘虚复入者，亦当和解，兼实腠理，故用托里益气之药。若小便赤涩，为肺热所传；短少为肺气虚。盖肺为母，肾为子，母虚不能生子故也。亦有小便频数者，亦为肺虚不能约制耳。

一男子面白神劳，咳而胸膈隐痛，其脉滑数。余以为肺痈，欲用桔梗汤。不信，仍服表药，里药数剂而愈。大抵劳伤血气，则腠理不密，风邪乘肺，风热相搏，蕴结不散，必致喘嗽。

若误汗下过度，则津液重亡，遂成斯证。若寸脉数而虚者，为肺痿；数而实者，为肺痈。脉微紧而数者，未有脓也；紧长而数者，已有脓也。唾脓自止，脉短而面白者，易治；脓不止，脉洪大，而面色赤者，不治。使其治早可救，脓成则无及矣。《金匮》方：论热在上焦者，因咳为肺痿得之，或从汗出，或从呕吐，或从消渴，小便利数，或从便难。又彼下药快利，重亡津液，故寸自脉数，其人燥咳，胸中隐隐时痛，脉反滑数，此为肺痈。咳唾脓血，脉数虚者，为肺痿；数实者，为肺痈。

一童子气禀不足，患肺痈，唾脓腥臭，皮毛枯槁，脉浮，按之涩，更无力，用钟乳粉汤治之。

一男子患之，形证皆同，唯咽喉时或作痒，痰多胁痛，难于睡卧。用紫菀茸汤治之，并愈。

一弱人咳脓，日晡发热，夜间盗汗，脉浮数而紧。用人参五味子汤，数剂顿退，以紫菀茸汤，月余而痊。

一男子肾气素弱，咳唾痰涎，小便赤色，服肾气丸而愈。

一仆年逾三十，嗽久不愈，气壅不利，睡卧不宁，咯吐脓血，甚虚可畏，其主已弃矣。

余以散性涩而不用，何以得愈？一男子患肺痿，咳嗽喘急，吐痰腥臭，胸满咽干，脉洪数。用人参平肺散六剂，及饮童子小肺痿肺痈，发热口渴者，尤效。

一妇人患肺痿咳嗽，吐痰腥臭，日晡发热，脉数无力。用地骨皮散治之，热止；更用人参养肺汤，月余而安。

一男子咳嗽喘急，发热烦躁，面赤咽痛，脉洪大。用黄连解毒汤，二剂少退，更以栀子汤，四剂而安。

一妇咳而无痰咽痛，日晡发热，脉浮数。先以甘桔汤少愈，后以地骨皮散而热退；更以肾气丸及八珍汤加柴胡、地骨皮、牡丹皮而愈。丹溪云：咳而无痰者，此系火郁之证，及痰郁火邪在中，用苦梗开之，下用补阴降火之剂，不已，则成劳嗽，此证不得志者多有之。又《原病式》曰：人瘦者，腠理疏通而多汗，血液衰少而为燥，故为劳嗽之疾也。

一男子年前病肺痈，后又患咳嗽，头眩唾沫，饮食少思，小便频数。服解散化痰药，不应。

尚未成痈耳。投以加味理中汤四剂，诸证已退大半，更用钟乳粉汤而安。河间曰：《金匮》云：肺痿属热，如咳，又肺瘘声哑，声嘶咯血，此属阴虚热甚然也。本论治肺痿吐涎沫而不咳者，其人不渴，必遗尿，小便数，以上虚不能制下故也。此为肺中冷，必眩，多涎唾。用灸补阴虚火热不同，是皆宜分治，故肺痿又有寒热之异也。

🌿 青龙汤

治肺经受寒，咳嗽喘急。

半夏（汤泡七次，二两半）　　干姜（炮）、细辛、麻黄（去节）、肉桂、芍药、甘草（炙，各三两）　　五味子（二两，捣，炒）

每服五钱，水一钟，姜二片，煎七分，食后服。

🌿 葶苈大枣泻肺汤

治肺痈胸膈胀满，上气喘急，或身面浮肿，鼻塞声重。

葶苈（炒令黄色，研末）

每服三钱，用水二钟，枣十

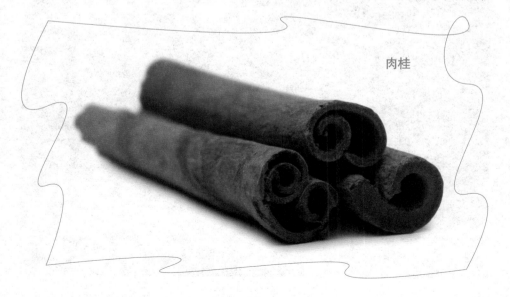

肉桂

枚，煎八分，去枣入药，煎七分，食后服。

升麻汤

治肺痛，胸乳间皆痛，口吐脓腥臭。

川升麻、苦梗（炒）、薏苡仁、地榆、黄芩（炒）、赤芍药（炒）、牡丹皮（去心）、生甘草（各一钱）

作一剂，水二钟，煎八分，食远服。

参苏饮

治感冒风邪，咳嗽，涕唾稠黏，或发热头痛，或头目不清，胸膈不利。

木香、苏叶、葛根（姜制）、前胡、半夏（汤泡七次）、人参、茯苓（各七分） 枳壳（麸炒）、桔梗（炒）、甘草、陈皮（去皮，各五分）

桔梗汤

治咳而胸满隐痛，两�肿满，咽干口燥，烦闷多渴，时出浊唾腥臭。

桔梗（炒）、贝母（去心）、当归（酒浸）、栝楼仁、枳壳（麸炒）、薏苡仁（微炒）、桑白皮（炒）、甜葶苈（炒）、

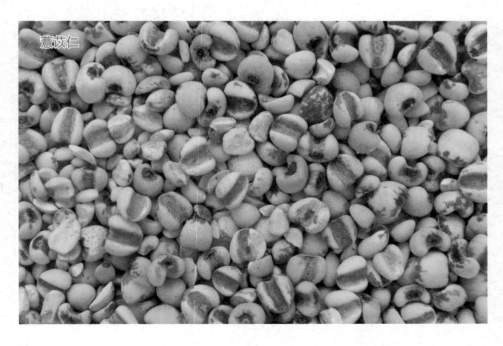
薏苡仁

地骨皮、知母（炒）、杏仁（各五分）

作一剂，水一钟半，生姜三片，煎七分，不拘时，温服。咳加百药煎；热加黄芩；大便不利，加煨大黄少许；小便涩甚，加木通、车前子；烦躁加白茅根；咳而痛甚，加人参、白芷。

排脓散

治肺痈吐脓后，宜服此排脓补肺。

嫩黄（盐水拌炒）、白芷、五味子（研炒）、人参（各等分）

上药共为细末，每服三钱，食后，蜜汤调下。

四顺散

治肺痈吐脓，五心烦热，壅闷咳嗽。

贝母（去心）、紫菀（去苗）、桔梗（炒，各钱半）　甘草（七分）

作一剂，水二钟，煎八分，食远服。如咳嗽加杏仁。亦可为末，白汤调服。

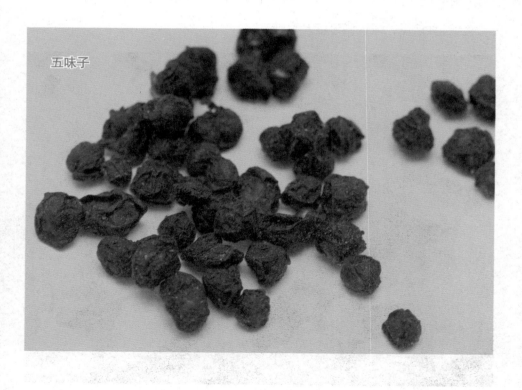

五味子

如圣柘黄丸

治肺痈咳而腥臭，或唾脓瘀。不问脓成否，并效。肺家虽有方，唯此方功效甚捷，不可忽之。

柘黄（一两，为末）　百齿霜（即梳垢，三钱）

用糊为丸，如梧子大，每服三五丸，米饮下。柘黄，乃柘树所生者，其色黄，状灵芝，江南最多，北方鲜有。

葶苈散

治过食煎爆，或饮酒过度，致肺壅喘不卧，及肺痈浊唾腥臭。

甜葶苈、桔梗（炒）、栝楼仁、川升麻、薏苡仁、桑白皮（炙）、葛根（各一钱）　甘草（炙，五分）

作一剂，水一钟半，生姜三片，煎八分，食后服。

钟乳粉散

治肺气虚久嗽，皮毛枯槁，唾血腥臭，或喘之不已。

钟乳粉（炼熟）、桑白皮（蜜炙）、紫苏、麦门冬（去心，各五分）

作一剂，水一钟，姜三片，枣一

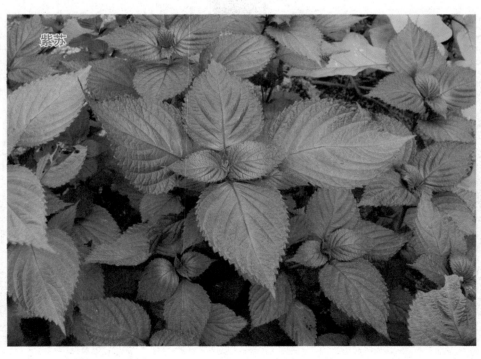
紫苏

枚，煎六分，食后服。

煎八分，入犀角末，食后服。

紫菀茸汤

治饮食过度，或煎爆伤肺，咳嗽咽干，吐痰唾血，喘急胁痛，不得卧。

紫菀茸（去苗，一钱）　犀角（镑末）、甘草（炙）、人参（各五分）　款冬花、桑叶（用经霜者）、百合（蒸焙）、杏仁（去皮、尖）、阿胶（蛤粉炒）、贝母（去心）、半夏（汤泡七次）、蒲黄（炒，各一钱）

作一剂，水一钟半，生姜三片，

人参五味子汤

治气血劳伤，咳脓，或咯血，寒热往来，夜出虚汗，羸瘦困乏，一切虚损之证并治。

人参、五味子（酒炒）、前胡、桔梗（炒）、白术（炒）、白茯苓（去皮）、陈皮（去白）、熟地黄、枳壳（去穰炒）、柴胡（各七分）

作一剂，水一钟半，生姜三片，煎八分，食后服。

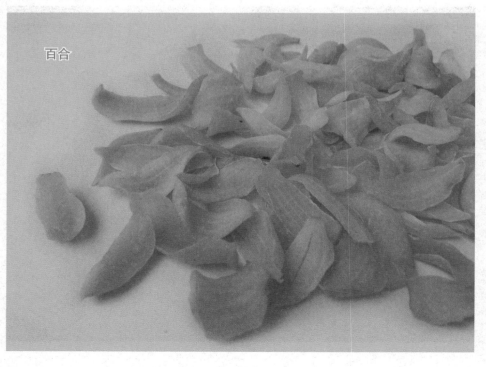

百合

上篇·外科发挥　第四卷

宁肺汤

治荣卫俱虚，发热自汗，或喘急咳嗽唾脓。

人参、当归、白术（炒）、川芎、熟地黄（酒蒸）、白芍药、五味子（捣，炒）、麦门冬（去心）、甘草（炙）、桑白皮（炒）、白茯苓（去皮，各半两）　阿胶（一两，蚌粉炒）

上㕮咀。每服五钱，水一盏半，加生姜五片，同煎至七分，去滓温服，食后服。

知母茯苓汤

治肺痿喘嗽不已，往来寒热自汗。

茯苓、黄芩（炒，各二钱）　甘草（炙）、知母（炒）、五味子（捣，炒）、人参、桔梗、薄荷、半夏（洗四次）、柴胡、白术、款冬花、桔梗、麦门冬、黄芩（各三钱）　川芎、阿胶（蛤粉炒，各二钱）

作一剂，水二钟，姜三片，煎一钟，食后服。

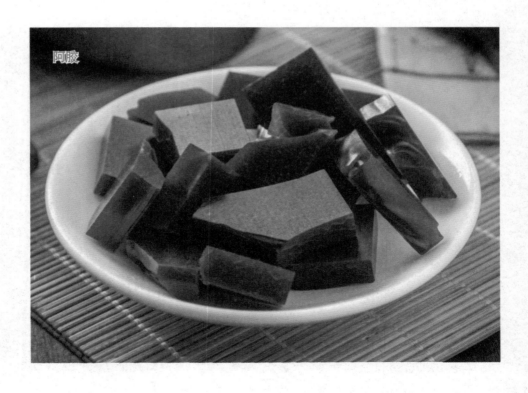

阿胶

人参平肺散

治心火克肺，传为肺痿，咳嗽喘呕，痰涎壅盛，胸膈痞满，咽嗌不利。

人参、陈皮（去白）、甘草（炙）、地骨皮（各五分）　天冬、黄芩、青皮（各八分）　茯苓、知母（炒，各七分）五味子（二十粒，捣，食后服）　桑白皮（炒，一钱半）

水二钟，姜三片，煎八分，食远服。

人参养肺汤

治肺痿咳嗽有痰，午后热，并声飒者。

人参、五味子（捣，炒）、贝母（去心）、柴胡（各四分）　桔梗（炒）、阿胶（蛤粉炒）、杏仁（炒）、茯苓（各一钱五分）　桑皮、枳实、甘草（各一钱）柴胡（二钱）

作一剂，水一钟半，姜三片，枣一枚，煎八分，食后服。

栀子仁汤

治肺痿发热潮热，或发狂烦躁，

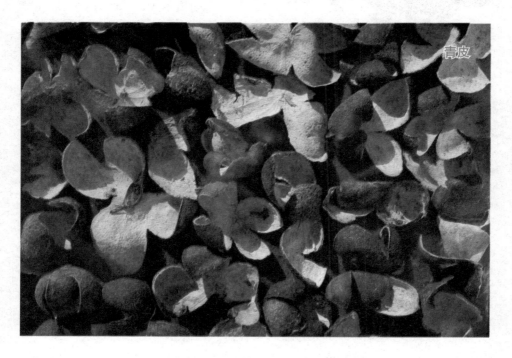

青皮

面赤咽痛。

栀子仁、赤芍药、大青叶、知母（炒，各七分）　黄芩（炒）、石膏、杏仁（去皮、尖，炒）、升麻（各一钱半）　柴胡（二钱）　甘草（一钱）　豆豉（百粒）

作一剂，水一钟，煎八分；食远黄连解毒汤（方见疮疡作呕）。

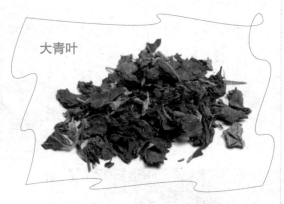

大青叶

甘桔汤

治肺气壅热，胸膈不利，咽喉肿痛，痰涎壅盛。

甘草、桔梗（各五钱）

作一剂，水一钟半，煎八分，食远服。

地骨皮散

治骨蒸潮热，自汗，咳吐腥秽

稠痰。

人参、地骨皮、柴胡、黄芪、生地黄（各一钱半）　白茯苓、知母（炒）、石膏（各一钱）

作一剂，水二钟，煎八分，食远服。

肾气丸

治肾气素虚，不交于心，津液不降，败浊为痰，致咳逆。

干山药（四两）　吴茱萸（去核，四两，酒洗）　泽泻（蒸）、牡丹皮（白者佳）、白茯苓（各三两）

丸如梧子大，每服五六十丸，空心滚汤送下，盐汤温酒皆可。

八珍汤（方见溃疡发热）

加味理中汤

治肺胃俱寒，发热不已。

甘草（炙）、半夏（姜制）、茯苓、干姜（炮）、白术（炒）、橘红、细辛、五味子（捣，炒）、人参（各五分）

作一剂，水一钟，煎六分，食远服。

肠痛

小腹硬痛，脉迟紧者，瘀血也，宜下之。小腹燉痛，脉洪数者，脓成也，宜托之。

一男子小腹痛而坚硬，小便数，汗时出，脉迟紧。以大黄汤，一剂下瘀血合许；以薏苡仁汤，四剂而安。

一产妇小腹疼痛，小便不利。以薏苡仁汤，二剂痛止；更以四物汤加桃仁、红花，下瘀血升；脉迟紧，乃瘀血；下之即愈。若患甚者，腹胀大，转侧作水声，或脓从脐出，或从大便出，宜以丸太乙膏，及托里药。

一妇人小腹肿痛，小便如淋，尺脉芤而迟。以神效栝楼散，二剂稍愈；更以薏苡仁汤，二剂而痊。

一男子脓已成，用云母膏，一服下脓升许，更以排脓托里药而愈。后因不守禁忌，以致不救。

一男子里急后重，时或下脓胀痛，脉滑数，以排脓散及蜡矾丸而愈。

一妇人小腹作痛有块，脉芤而涩。以四物汤，加延胡索、红花、桃仁、牛膝、木香、治之而愈。

一妇人小腹隐痛，大便秘涩腹胀，转侧作水声，脉洪数。以梅仁汤，一剂诸证悉退；以薏苡仁汤，二剂而瘥。

一妇人腹胀，燉痛不食，纵小便不利，脉滑数。以太乙膏一服，脓下升许，胀痛顿退；以神效栝楼散，二剂而全退；更以蜡矾丸及托里药，十数剂而安。

一妇人因经水多，服涩药止之，致腹作痛，以失笑散二服而瘳。

一妇人产后恶露不尽，小腹患痛，服瓜子仁汤，下瘀血而痊。凡瘀血停滞，宜急治之，缓则腐化为脓，最难治疗。若流注骨节，则患骨疽，失治多为败证。

附 方

大黄汤

治肠痈，小腹坚肿如掌而热，按之则痛，肉色如故，或焮赤微肿，小便频数，汗出增寒，其脉迟紧者，未成脓，宜服之。

朴硝、大黄（炒，各一钱） 牡丹皮、栝楼仁（研）、桃仁（去皮、尖，各三钱）

作一剂，水二钟，煎八分，食前，或空心温服。

牡丹皮散

治肠痈腹濡而痛，时时下脓。

牡丹皮、人参、天麻、白茯苓、黄芪（炒）、薏苡仁、桃仁（去皮、尖）、白芷、当归（酒拌）、川芎（各一钱）官桂、甘草（炙，各五分） 木香（二分）

水二钟，煎八分，食远服。

川梅仁汤

治肠痈腹痛，大便秘涩。

梅核仁（九个，去皮、尖） 大黄（炒）、牡丹皮、芒硝（各一钱） 犀角（锉末，一钱） 冬瓜仁（研，二钱）

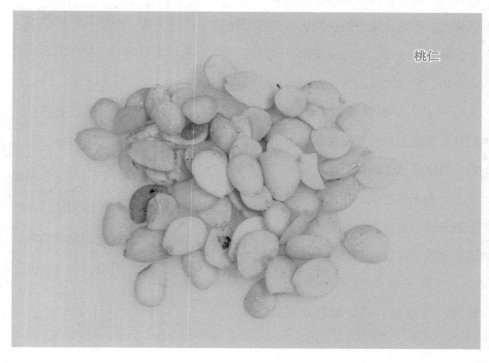

桃仁

作一剂，水二钟，煎八分，入犀角末，空心服。

神效栝楼散 （方见乳痈）

薏苡仁汤

治肠痈腹中㽲痛，或胀满不食，小便涩。妇人产后多有此病，纵非痈，服之尤效。

薏苡仁、栝楼仁（各三钱）　牡丹皮、桃仁（去皮、尖，各二钱）

作一剂，水二钟，煎八分。

云母膏

治一切疮疽及肠痈。

蜀椒（开口者，去目，微炒）、白芷、没药、赤芍、肉桂、当归、盐花、血竭、菖蒲、黄芪、白及、黄芩、夜合皮、乳香、附子、良姜、茯苓（各五钱）　硝石、甘草、云母（各四两）柏叶、桑白皮、槐枝、柳枝（各二两）陈皮（一两）　清油（四十两）　黄丹（十四两）

上除血竭、乳、没、射、黄丹、盐花、硝石七味另研外，余并

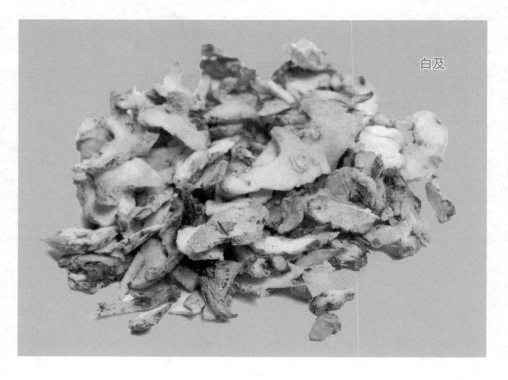

白及

上篇·外科发挥 第四卷

锉；入油浸七日，文，以柳篦不住手搅，候匝沸乃下火，沸定又上火，如此三次；以药黑色为度，纸滤去渣，再熬；续入丹，将凝再下余味药末，仍不住手搅；又熬，滴水中成珠为度；瓷器收之，候温将水银绢包，以手细弹铺在上，谓之养药毋，用时刮去水银；或服，或贴，随用；其功甚大。

🌿 神仙太乙膏

治痈疽，及一切疮毒，不问年月深浅，已未成脓，并治之。如发背，先以下；咳嗽，及喉闭缠喉风，并用新绵裹，置口中含化下；一切风赤眼，捏作小饼，贴太阳穴，以山栀子汤下；打扑伤损外贴，内服橘皮汤下；腰膝痛者，患处贴之，盐汤下；唾血者，桑下一丸。妇人经脉不通，甘草汤下。一切疥，别炼油少许，和膏涂之。虎犬并蛇蝎汤火刀斧伤，皆可内服外贴。

玄参、白芷、当归、肉桂、大

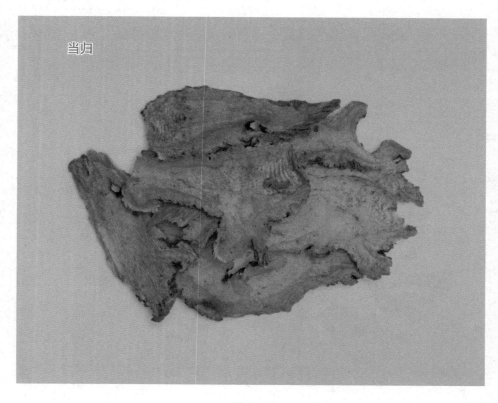
当归

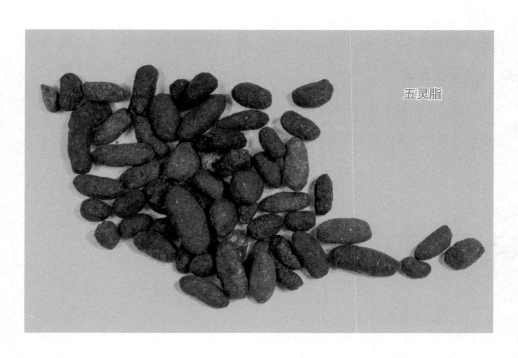

五灵脂

黄、赤芍药、生地黄（各一两）

上药㕮咀，用麻油二斤，入铜锅内，煎至黑，滤去粗，入黄丹十二两，再煎，滴水中，捻软硬得行痛止。遂随前云，治证用之，无不有效，愈知此方之妙用也。

蜡矾丸（方见发背）

失笑散

治产后心腹绞痛欲死，或血迷心窍，不知人事，及寻常腹内瘀血，或积血作痛。又妇人气血痛之圣药也，及治疝气疼痛。

五灵脂、蒲黄（俱炒，等分）

每服二三钱，醋一合，熬成膏，入水一盏，煎七分，食前热服。

四物汤（方见瘰疬）

排脓散

治肠痈少腹胀痛，脉滑数，或里急后重，或时时下脓。

黄芪（炒）、当归（酒拌）、金银花、白芷、防风、连翘、栝楼（各二钱）

作一剂，用水二钟，煎八分，食前服。或为末，每服二钱，食后蜜汤调下，亦可。

瓜子仁汤

治产后恶露不尽，或经后瘀血作痛，或肠胃停滞，瘀血作痛，或作痛患，并效。

薏苡仁（四钱）　桃仁（去皮、尖，研）　牡丹皮、栝楼仁（各一钱）

作一剂，水二钟，煎八分，食前服。

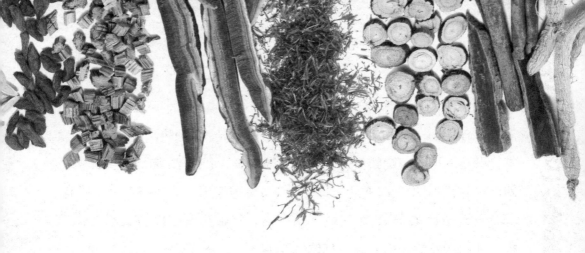

上篇·外科发挥

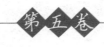 瘰疬

肿脉沉数者，邪气实也，宜泄之。肿痛，增寒发热，或拘急者，邪在表也，宜发散。

因怒弱者，补气为主。肿硬不溃者，补气血为主。抑郁所致者，解郁结调气血。溃后不敛者，属气血俱虚，宜大补。虚劳所致者，补之。因有核而不敛者，腐而补之。脉实而不敛，或不消者，下之。

一男子患此，肿痛发寒热，大便秘，以射干连翘散，六剂热退大半；以仙方活命饮，四剂而消。

一妇人耳下肿痛，发寒热，与荆防败毒散，四剂表证悉退；以散肿溃坚汤，数剂肿消大半，再以神效栝楼散，四剂而平。

一男子肝经风热，耳下肿痛发热，脉浮数，以薄荷丹治之而消。

一男子每怒，耳下肿，或胁作痛，以小柴胡汤，加青皮、木香、红花、桃仁，四剂而愈。

一男子肿硬不作脓，脉弦而数，以小柴胡汤兼神效栝楼散，各数剂；及隔蒜灸数次，月余而消。

一妇人颈肿不消，与神效栝楼散，六剂稍退；更以小柴胡汤，加青皮、枳壳、贝母，数剂消大半；再以四物对小柴胡，数剂而平。

一男子因暴怒，项下肿痛结核，滞闷兼发热，用方脉流气饮二剂，胸膈利；以荆防败毒散，将平，唯一核不消，乃服遇仙无比丸二两而瘳。

一妇人久郁，患而不溃，既溃不敛，发热口干，月水短少，饮食无味，日晡尤倦，以益气养毒药，去而复结，以致不能收敛，出水不止，遂

致不救。然此证，属虚劳气郁所致，宜补形气，调经脉，未成者自消，已成自溃，若投悍之剂，则气血愈虚，多变为瘵证。然坚而不溃，溃而不合，气血不足明矣，况二经之血，原自不足，不可不察。

一男子久而不敛，神思困倦，脉虚，余欲投以托里，彼以为迂，乃服散肿溃坚汤，半月余，初觉，宜内消之；如经久不除，气血渐衰，肌寒肉冷，或脓汁清稀，毒瓦斯不出，疮口不合，聚肿不赤，结核无脓，外证不明者，并宜托里；脓未成者，使脓早

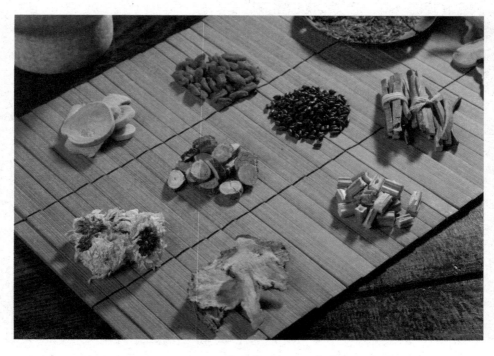

成；脓已溃者，使疮无变坏之证，所以宜用也。

一男子久不敛，脓出更清，面黄羸瘦，每侵晨作泻，与二神丸，数服泻止；更以六君子汤，加芎归，月余肌体渐复；灸以豆豉饼，及用补剂作膏药贴之，三月余而愈。

一妇溃后核不腐，以益气养荣汤三十余剂，更敷针头散腐之，再与前汤三十余剂而敛。

一男子未溃，倦怠发热，以补中益气汤，治之稍愈；以益气养荣汤，月余而溃，又月而瘥。

一妇人肝经积热，患而作痛，脉沉数，以射干连翘汤，四剂稍愈；更用散肿溃坚丸，月余而毒、曰风、曰热，皆此二端，拓引变换，须分虚实。实者易治，虚者可虑。此经主决断，有相火，且气多血少，妇人见此，若月水不调，寒热变生，稍久转为潮热，自非断欲食淡，神医不能疗也。

一男子患面肿硬，久不消，亦不作脓，服散坚败毒药，不应。令灸肘尖、肩尖二穴，更服益，月经每过

期且少，用逍遥散兼前汤，两月余气血复而疮亦愈，但一口不收，敷针头散，更灸前穴而痊。常治二三年不愈者，连灸三次，兼用托里药，即愈。

一妇人因怒，结核肿痛，察其气血俱实，先以神效散下之，更以益气养荣汤，三十余剂而消。常治此证，虚者先用益气养荣汤，待其气血稍充，乃用神效散，取去其毒，仍进前药，无不效者。

一妇咽间如一核所鲠，咽吐不出，倦怠发热，先以四七汤治之，而咽利，更以逍遥散。一妇所患同前，兼胸膈不利，肚腹膨胀，饮食少思，睡卧不安，用分心气饮，并愈。

一室女年十七，项下时或作痛，乍寒乍热，如疟状，肝脉弦长，此血盛之证也。先以小柴胡仓公传与褚澄，略而论及，言寡者，孟子正谓无夫曰寡是也。如师尼丧夫之妇，独阴无阳，欲男子而不可得，是以郁悒而成病也。《易》曰：天地絪缊，万物化醇，男女媾精，万物化生。孤阴独阳可乎？夫既处闺门，欲心萌而不遂，致阴阳交争，乍寒

乍热，有类疟疾，久而为痨。又有经闭白淫，痰逆头风，膈气痞闷，面黯瘦瘠等证，皆寡妇之病。诊其脉，独肝脉弦，出寸口而上鱼际，宽其脉，原其疾，皆血盛而得。经云：男子精盛则思室，女人血盛则怀胎。观其精血，思过半矣。

一男子耳下患五枚如贯珠，年许尚硬，面色萎黄，饮食不甘，劳而发热，脉数软而涩。

以益气养荣汤，六十余剂，元气已复，患处已消，一核尚存，以必效散，二服而平。

一妇人久不作脓，脉浮而涩，余以气血俱虚，欲补之，使自溃。彼欲内消，专服斑蝥，及散坚之药，气血愈虚而死。

一男子因劳，而患怠惰发热，脉洪大，按之无力，余谓须服补中益气汤。彼不信，辄服攻伐治先以调经解郁，更以隔蒜灸之，多自消。如不消，即以琥珀膏贴之，俟有脓，即针之，否则变生他处。设若兼痰兼阴虚等证，只宜加兼证之剂，不可干扰余经。若气血已复而核不消，却服散坚

之剂，至月许不应，气血亦不觉损，方进必效散，或遇仙无比丸，其毒一下，即止二药，更服益气养荣汤数剂以调理。若疮口不敛，宜用豆豉饼灸之，用琥珀膏贴之。气血俱虚，或不慎饮食起居七情者，俱不治。然而此证以气血为主，气血壮实，不用追蚀之剂，彼亦能自腐，但取去，便易于收敛；若气血虚，不先用补剂，而数用追蚀之药，不唯徒治，适足以败矣；若发寒热，眼内有赤脉贯瞳人者，亦不治。一脉者，一年死；二脉者，二年死。一男子素弱，溃后核不腐，此气血皆虚，用托里养荣汤，气血将复，核尚在，以簪梃拨去，又服前药，月余而痊。

一男子气血已复，核尚不腐，用针头散，及必效散，各三次，不旬日而愈。

一男子患之，痰盛胸膈痞闷，脾胃脉弦，此脾土虚肝木乘之也，当以实脾土伐肝木为主。彼，饮食少思；以补中益气汤，倍加白术，月余中气少健；又以益养荣汤，两月肿消，而血气亦复矣。夫右关脉弦，弦属木，

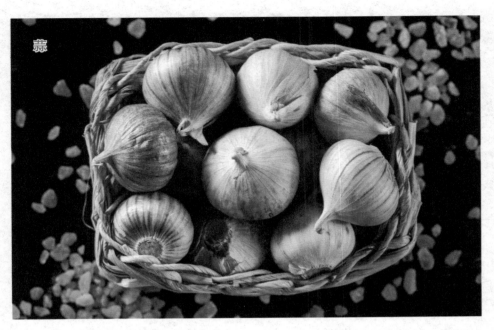

蒜

乃木盛而克脾土，为贼邪也，虚而用苦寒之剂，是虚虚也，况痰之为病，其因不一，主治之法不同。凡治痰，用利药过多，则脾气愈虚，虚则痰愈易生，如中气不足，必用参术之类为主，佐以痰药。

一妇人因怒项肿，后月经不通，四肢浮肿，小便如淋，此血分证也。先以椒仁丸数服，经行经水不通，名曰水分，宜葶苈丸治之。《妇人良方》云：妇人肿满，若先因经水断绝，后至四肢浮肿，小便不通，名曰血分。水化为血，血不通，则复化为水矣，宜服椒仁丸。若先因小便不利，后身浮肿，致经水不通，名曰水分，宜服葶苈丸。

一室女年十九，颈肿一块，硬而色不变，肌肉日削，筋挛急痛，此七情所伤，气血所损之证伤于忧愁则肢废，魂伤于悲哀则筋挛，魄伤于喜乐则皮槁，志伤于盛怒则腰脊难以俯仰也。

柯侍郎有女适人，夫早逝，女患十指挛拳，掌垂莫举，肤体疮疡粟粟然，汤剂杂进，饮食顿减，几于半载。适与诊之，则非风也，此乃忧愁悲哀所致尔。病属内因，于是内因药，仍以鹿角胶辈，多用麝香熬膏贴痿处，挛能举，指能伸，病渐安。

一妇四肢倦怠类痿证，以养血气健脾胃药而愈。

一室女性急好怒，耳下常肿痛，发寒热，肝脉弦急。投以小柴胡汤，加青皮、牛蒡子、荆芥。余谓：肝内主藏血，外主荣筋，若恚怒气逆则伤肝。肝主筋，故筋蓄结而肿，须病者自能调摄，庶可免患，否则肝逆受伤，则不能藏血，血虚则为难瘥之证

矣。后不戒，果结三核，屡用追蚀药，不敛而殁。

一少妇耳下患肿，素勤苦，发热口干，月水每过期而至，且少。一老妪以为经闭，用水蛭之上为乳汁，下为月水，为经络之余气。苟外无六淫所侵，内无七情所伤，脾胃之气壮，则冲任不一放出宫女，年逾三十，两胯作痛，不肿，色不变，大小便作痛如淋，登厕尤痛，此瘀血渍为痈，常在外，可见此妇在内久怀幽郁，及在外又不能如愿，是以致生此疾。愈见

牛蒡子

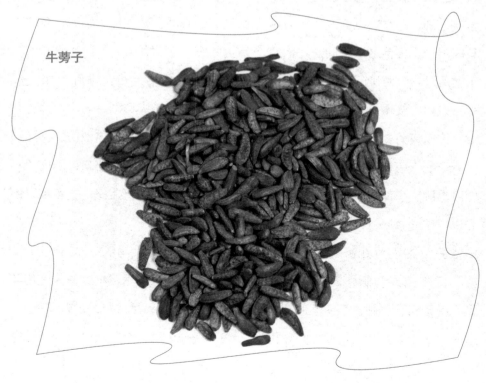

流注瘰疬，乃七情气血，皆已损伤，不可用攻伐之剂皎然矣。故《精血篇》云：精未通而御女，以通其精，则五体有不满之处，异日有难状之疾。阴已痿而思色，以降其精，则精不出而内败，小便道涩而为淋。精已耗而复竭之，则大小便道牵疼，愈疼则愈欲大小便，愈便则愈疼。女人天癸既至，逾十年无男子合，则不调；未逾十年，思男子合，亦不调。不调则旧血不出，新血误行，或渍而入骨，或变而为肿，或虽合而难于合。男子多则沥枯虚人，产乳众则血枯杀人。观其精血，思过半矣。

一室女年十七，患瘰疬久不愈，月水尚未通，发热咳嗽，饮食少思。有老媪欲用巴豆、肉桂养气血，益津液，其经自行。彼惑于速效之说，仍用之。余曰："非其治也，比类乃剽悍之剂，大助阳火，阴血得之则妄行，脾胃得之则愈虚。"经果通而不止，饮食愈少，更加潮热，遂致不救。经云：女子七岁肾气盛，齿更发长，二七天癸至，任脉通，太冲脉盛，月事以时下。然过期而不至，是

为失常，必有所因。夫人之生，以血气为本。人之病，未有不先伤其气血者，妇女得之，多患于七情。寇宗曰：夫人之生，以血气为本，人之病，未有不先伤其气血者。世有室女童男，积想在心，思虑过当，多致劳损，男子则神色先散，女子则月水先闭，何以致然？盖愁忧思虑则伤心，心伤则血逆竭，血逆竭则神色先散，而月水先闭也。火既受病，不能荣养其子，故不嗜食。脾既虚则金气亏，故发嗽；嗽既作，水气绝，故四肢干；木气不充，故多怒；鬓发焦，筋骨痿。俟五脏传遍，故卒不能死者，然终死矣！此一种于劳中最难治。盖病起于五脏之中，无有已期，药力不可及也。若或自能改易心志，用药扶接，如此则可得九死一生。举此为例，其余诸方，可按脉与证而治之。张氏云：室女月水冷则凝。养生必用方，言之甚详，此说大有理，不可不知。若经候微少，渐渐不通，手足骨肉烦疼，日渐羸瘦，渐生潮热，其脉微数，此由阴虚血弱，阳往乘之，小水不能灭盛火，火逼水涸，亡津液。

上篇·外科发挥 第五卷

当养血益阴，慎毋以毒药通之，宜柏子仁丸、泽兰丸。

一男子先于耳前耳下患之，将愈，次年延及项侧缺盆，三年遂延胸腋，不愈。诊之肝脉弦数诊如前，以清肝养血及前丸而愈。

一妇溃后发热，烦躁作渴，脉大无力，此血虚而然也。以当归补血汤，六剂顿退；又以圣，烦躁肌热，不欲近衣，其脉洪大，按之无力，或目痛鼻干者，非白虎汤证也。此血虚发躁，当以当归补血汤主之。又有火郁而热者，如不能食而热，自汗气短者，虚也。以甘寒之剂，泻热补气。如能食而热，口舌干燥，大便难者，以辛苦大寒之剂下之，以泻火补水。

附　方

🌱 射干连翘散

治寒热瘰疬。

射干、连翘、玄参、赤芍药、木香、升麻、前胡、山栀仁、当归、甘草（炙，各七分）　大黄（炒，二钱）

作一剂，水二钟，煎八分，食

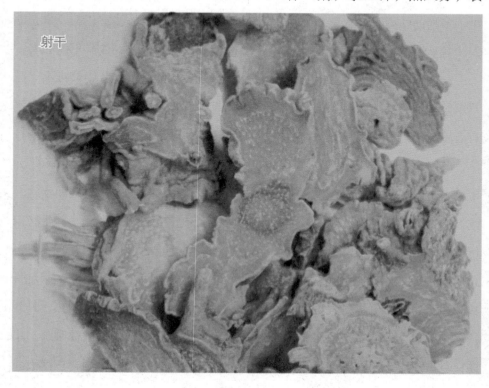

射干

后服。

荆防败毒散（方见溃疡发热）

仙方活命饮（方见发背）

小柴胡汤

治瘰疬乳痈，便毒下疳，及肝胆经分，一切疮疡，发热潮热，或饮食少思。

半夏（姜制，一钱）　柴胡（二钱）黄芩（炒，二钱）　人参（一钱）　甘草（炙，五分）

作一剂，水二钟，姜三片，煎八分，食远服。

薄荷丹

治风热瘰疬，久服其毒自小便宣出。若未作脓者，自消。

薄荷、皂角（去内核）、连翘、三棱（煨）　何首乌（米泔水浸）　蔓荆子（各净，一两）　荆芥穗（一两）　豆豉末（二两半）

为末，醋糊丸如梧子大，每服三十丸。食后滚汤下，日二服。病难愈，须常服之。

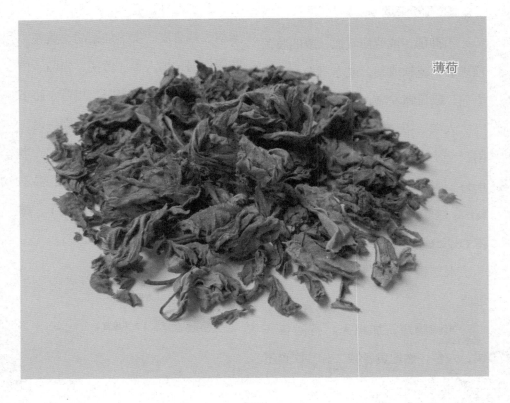

薄荷

上篇·外科发挥 第五卷

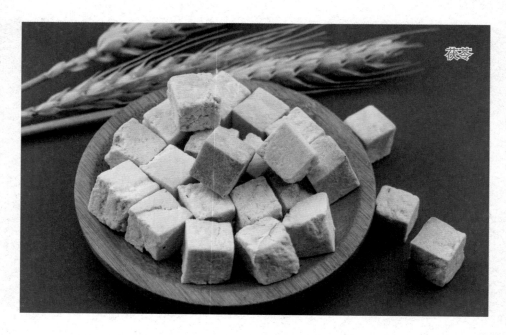

茯苓

益气养荣汤

治抑郁，或劳伤气血，或四肢颈项患肿，或软或硬，或赤不赤，或痛不痛，或日晡发热，或溃而不敛。

人参、茯苓、陈皮、贝母、香附、当归（酒拌）、川芎、黄芪（盐水拌炒）、熟地黄（酒拌）、芍药（炒，各一钱）甘草（炙）、桔梗（炒，五分）白术（炒，二钱）

水二钟，姜三片，煎八分，食远服。

如胸膈痞，加枳壳、香附各一钱，人参、熟地黄各减二分。饮食不甘，暂加浓朴、苍术。往来寒热，加柴胡、地骨皮。发热加柴胡、黄芩。脓溃作渴，加人参、黄芪、当归、白术。脓多或清，加当归、川芎。胁下痛或痞，加青皮、木香。肌肉生迟，加白蔹、官桂。痰多，加橘红、半夏。口干，加五味子、麦门冬。渴不止，加知母、赤小豆（俱酒拌炒）。脓不止，倍加人参、黄芪、当归。

豆豉饼 （方见臂痈）

二神丸 （方见作呕）

隔蒜灸法 （方见发背）

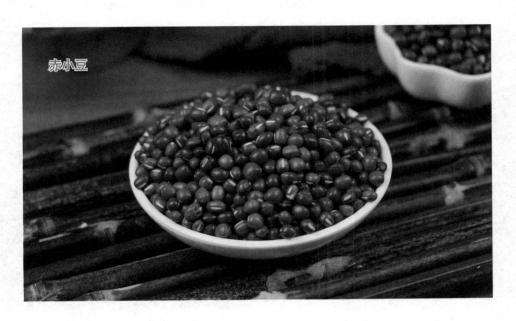

赤小豆

针头散

治一切顽疮瘀肉不尽，及病核不化，疮口不合，宜用此药腐之。

赤石脂（五钱）　乳香、白丁香（各二钱）　砒（生）、黄丹（各一钱）　轻粉、麝香（各五分）　蜈蚣（一条，炙干）

凡疮久不合者，内有脓管，须用此药腐之，兼服托里之剂。

如神散

治瘰疬已溃，瘀肉不去，疮口不合。

松香末（一两）　白矾（三钱）

上药为末，香油调搽，干搽

亦可。

神效栝楼散（方见乳痈）

六君子汤（方见作呕）

散肿溃坚汤

治马刀疮，坚硬如石，或在耳下，或至缺盆，或在肩上，或至胁下，皆手足少阳经中，及瘰疬遍于颔，或至颊车，坚而不溃。在足阳明经中所出，或二疮已破，乃流脓水，并皆治之。

柴胡（四分）　升麻（二分）　龙胆草（酒炒，五分）　连翘（三分）　黄芩（酒炒，八分半）　甘草（五分）　知母（酒炒，五分）　葛根、黄连、三棱（酒拌，微

上篇·外科发挥·第五卷

099

炒）、广木香（各三分）　栝楼根（五分）

作一剂，水二钟，煎八分，食后服。

散肿溃坚丸

即散肿溃坚汤，料为末，炼蜜丸，如梧桐子大，每服七八十丸，食后服。

四物汤

治血虚，或发热，及一切血虚之证。

当归（酒拌）、川芎（各一钱五分）芍药（炒）、生地黄（各一钱）

作一剂，水二钟，煎八分，食远服。

当归龙荟丸

治瘰疬肿痛，或胁下作痛，似有积块，及下疳便痛，小便涩，大便秘，或瘀血凝滞，小腹作痛。

当归（酒拌）、龙胆草（酒拌炒）、栀子仁（炒）、黄连、青皮、黄芩（各一两）　大黄（酒拌炒，五钱）　芦荟、

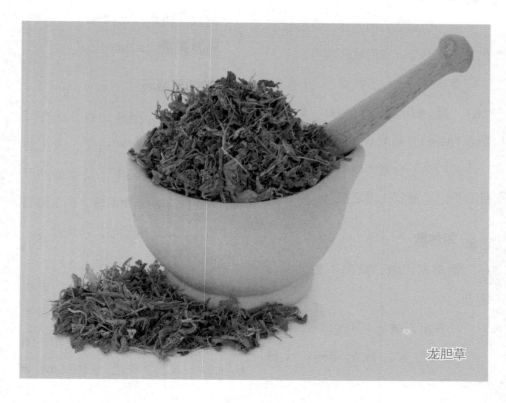

龙胆草

青黛、柴胡（各五钱）　木香（二钱五分）　麝香（五分，另研）

上为末，炒曲糊为丸。每服二三十丸，生姜汤下。

分心气饮

治七情郁结，胸膈不利，或胁肋虚胀，噎塞不通，或噫气吞酸，呕秽恶心，虚痞。

木通、赤芍药、赤茯苓、官桂、半夏（姜制）、桑白皮（炒）、大腹皮、陈皮（去白）、青皮（去茎）、甘草（炙）、羌活（各一两）　紫苏（去粗梗，四两）

煎八分，食远服。

四七汤（方见流注）

生地黄丸

许白云学士云：有一师尼，患恶风体倦，乍寒乍热，面赤心烦，或时是时疫气大行，医见寒热，作伤寒治之，大、小柴胡汤杂进，数日病剧。余诊视之曰：三部无寒邪脉，但厥阴肝脉，弦长而上鱼际，宜用抑阴之药。遂用此方，治之而愈。

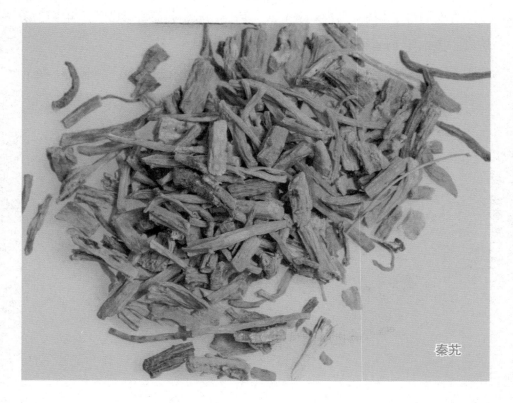

秦艽

生地黄（一两，酒拌捣膏）　秦艽、黄芩、硬柴胡（各五钱）　赤芍药（一两）

上药为细末，入地黄膏，加炼蜜少许，丸梧子大。每服三十丸，乌梅煎汤下，日二三服。

方脉流气饮（方见流注）

遇仙无比丸

治瘰疬未成脓，其人气体如常，宜服此丸。形气觉衰者，宜先服益气养荣亦宜服此丸。敛后，再服前汤。

白术（炒）、槟榔、甘草（生）、防风、黑牵牛（半生半炒）、密陀僧、郁李仁（汤泡去皮）、斑蝥（去翅足，糯米炒，去米，各等分）

上为末，面糊为丸，梧桐子大。每服二十丸，早、晚煎甘草、槟榔汤送下。

服至月许，觉腹中微痛，自小便中，取下疬子毒，如鱼目状，已破者自合，未脓者自消。

必效散

治瘰疬，未成脓自消，已溃者自敛，如核未去更以针头散腐之。若气血虚者，先服益气养荣汤数剂，然后服此散，服而疬毒已下，再服前汤数剂。

南鹏砂（二钱五分）　轻粉（一钱）

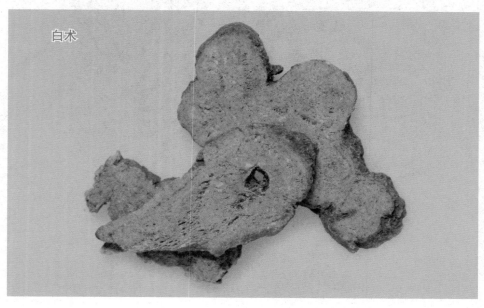

白术

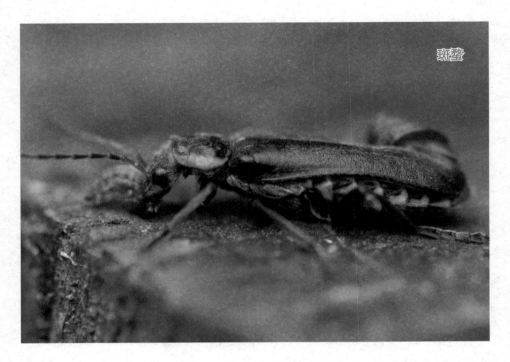

斑蝥

斑蝥（四十个，糯米同炒熟，去头翅）　麝香（五分）　巴豆（五粒，去壳心膜）　白槟榔（一个）

上药为细末，每服一钱，壮实者钱半，五更用滚汤调下。

如小水涩滞，或微痛，此痈毒欲下也，进益元散一服，其毒即下。此方斑蝥、巴豆似为峻利，然用巴豆，乃解斑蝥之毒，用者勿畏。余京师遇一富商，项有瘰疬一片颇大，询其由，彼云：因怒而致，困苦二年，百法不应。忽有方士与药一服，即退二三，再服烦退，四服而平，旬日而

痊。以重礼求之，乃是必效散，修合济人，无有不效。又有一老妪，亦治此症，索重价，始肯医治。其方乃是：中品锭子，纤疮内，以膏药贴之，其根自腐，未尽再用，去尽更搽生肌药，数日即愈，人多异之。余见其治气血不虚者果验，若气血虚者，虽溃去，亦不愈。

丹溪亦云：必效散与神效栝楼散，相兼服之，有神效。常以二药兼补剂用之效，故录之。

按：锭子虽峻利，亦是一法，盖结核坚硬，非此未见易腐。必效散内

有斑蝥，虽亦峻利，然疬毒之深者，非此药莫能易解，又有巴豆解其毒，所以疬毒之深者，宜用之。但气血虚者，用之恐有误。又一道人治此证，用鸡子七个，每个入斑蝥一枚，饭上蒸熟，每日空心食一枚。求者甚多，考之各书瘰疬门及本草亦云。然气血虚者，恐不能治也。

三品锭子。

上品：去十八种痔。

白明矾（二两）　　白砒（一两零五分）　乳香（三钱五分）　没药（三钱五分）　　牛黄（三钱）

中品：去五漏，及翻花瘤，气核。

白明矾（二两）　　白砒（一两五钱）　乳香、没药（各三钱）　牛黄（二钱）

下品：治瘰疬、气核、疔疮、发背、脑疽诸恶证。

白明矾（二两）　　白砒（一两五钱）　乳香（二钱五分）　没药（二钱五分）　牛黄（三分）

先将砒末入紫泥罐内，次用矾末盖之，以炭灰令烟尽，取出研极细

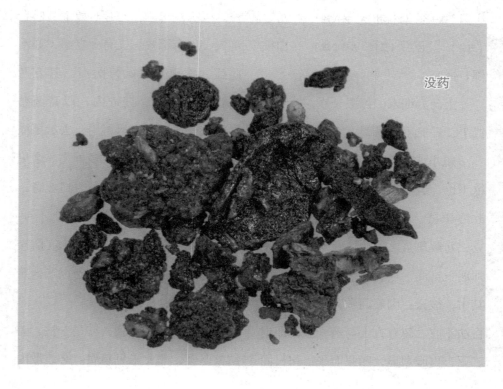

没药

末，用糯米糊和为梃子调搽，干上亦可。

🌿 益元散

桂府腻白滑石（六两）　甘草（炙，二两）

上各另为末，和蜜，每服二钱，热汤、冷水服下。

🌿 逍遥散

治妇人血虚，五心烦热，肢体疼痛，头目昏重，心忪颊赤，口燥咽干，发热盗痰嗽潮热，肌体羸瘦，渐成骨蒸。

当归（酒拌）、芍药、茯苓、白术（炒）、柴胡（各一钱）　甘草（七分）

作一剂，水二钟，煎八分，食远服。

补中益气汤（方见溃疡发热）

🌿 治血分椒仁丸

椒仁、甘遂、续随子（去皮，研）、附子、郁李仁、黑牵牛、当归、五灵脂（碎研）、吴茱萸、延胡索（各五钱）　斑蝥（十个，糯米炒黄，去米不用）　胆矾（一钱）　人言（一钱）　芫花（醋浸，一钱）

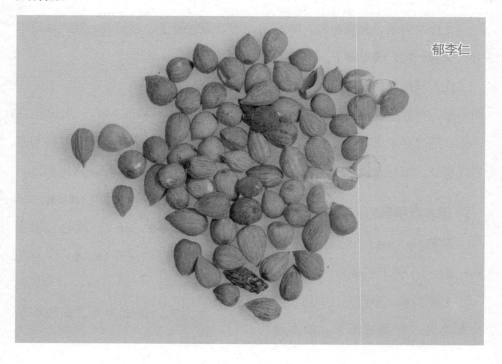

郁李仁

上篇·外科发挥 第五卷

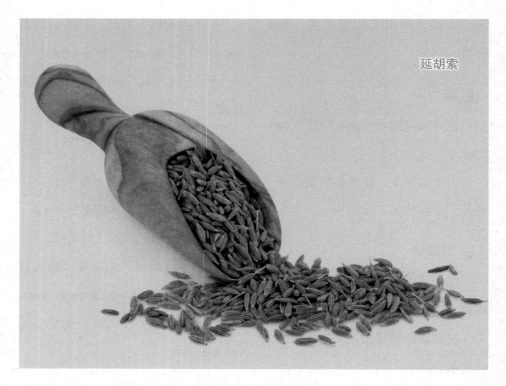

延胡索

上药共为末，面糊为丸，如豌豆大。每服一丸，橘皮汤下。

此方药虽峻利，所用不多，若畏而不服，有养病害身之患，常治虚弱之人，用之亦未见其有用心精密，药岂轻用者，慎勿疑畏。

🌸 治水分葶苈丸

葶苈（炒，另研）、续随子（去壳，各半两，研）　干笋末（一两）

上药为末，枣肉丸，如梧子大，每服七丸，煎扁竹汤下。如大便利者，减续随子、葶苈各一钱，加白术五钱。

又方：

治经脉不利即为水，水流走四肢，悉皆肿满，名曰血分。其候与水相类，医作水治之非也，宜用此方。

人参、当归、大黄（湿纸裹，三斗米下，蒸米熟，去纸，切炒）、桂心、瞿麦穗、赤芍药、白茯苓（各三两）　葶苈（炒黄，研，一分）

上为末，炼蜜为丸，如梧桐子

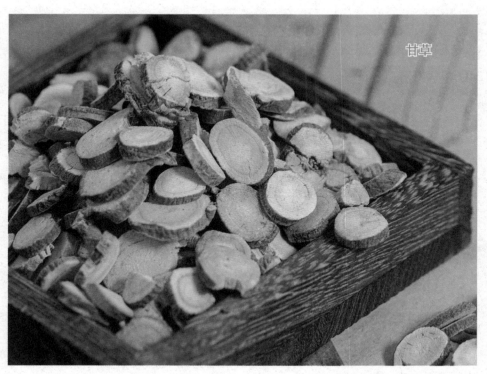
甘草

大。每服十五丸，加至二十九，空心米饮送下。

柏子仁丸

治月经短少，渐至不通，手足骨肉烦疼，日渐羸瘦，渐生潮热，其脉微数。

通之，宜柏子仁丸、泽兰汤主之。

柏子仁（炒，研）、牛膝（酒拌）、卷柏（各半两）　泽兰叶、续断（各二两）熟地黄（用生者，心米饮下，三两）

上药研为细末，炼蜜和丸如梧桐子大。每服三十三丸，空腹时米饮送下，兼服泽兰汤。

泽兰汤

治证同前。

泽兰叶（三两）　当归（酒拌）、芍药（炒，各一两）　甘草（五钱）

上药为粗末，每服五钱，水二钟，煎至一钟，去滓温服。

托里养荣汤

治瘰疬流注，及一切不足之证。

不作脓，或不溃，或溃后发热，或恶寒，肌肉消瘦，饮食少思，睡眠不宁，盗汗不止。

人参、黄芪（炙）、当归（酒拌）、川芎、芍药（炒）、白术（炒，各一钱）五味子（炒，研）、麦门冬、甘草（各五分）熟地黄（用生者酒拌蒸半日，五分）姜（三片）枣（一枚）

水二钟，煎八分，食远服。

🌿 琥珀膏

治颈项瘰疬，及腋下初如梅子，肿结硬强，渐若连珠，不消不溃，或溃而脓水不绝，经久不瘥，渐成漏证。

琥珀（一两）　木通、桂心、当归、白芷、防风、松脂、朱砂（研）、木鳖子肉（各五钱）　麻油（二斤四两）

丁香、木香（各三钱）

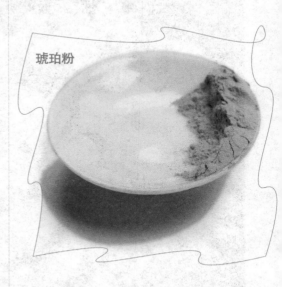

琥珀粉

先用琥珀、丁香、桂心、朱砂、木通为末。余锉。以麻油二斤四两浸七日，入铛中，慢火煎，白芷焦黄漉出，徐下黄丹一斤，以柳枝不住手搅煎至滴水捻软硬得中。却入琥珀等末搅匀，瓷器盛，用时取少许，摊纸贴之。

流注

暴怒所致，胸膈不利者，调气为主。抑郁所致而不痛者，宜调经脉，补气血。肿硬作痛者，而然，健脾除湿为主。闪跌瘀血凝滞为患者，和血气，调经络。寒邪所袭，筋挛骨痛，或遍身痛，宜温经络，养血气。

一妇人暴怒，腰肿一块，胸膈不利，时或气走作痛，与方脉流气饮，数剂而止。更以小柴胡汤对四物，加香附、贝母，月余而愈。

一男子因怒胁下作痛，以小柴胡汤对四物，加青皮、桔梗、枳壳治之而愈。

一男子臀肿一块微痛，脉弦紧，以疮科流气饮，四剂而消。

一妇人因怒胁下肿痛，胸膈不利，脉沉迟，以方脉流气饮数剂，小愈；以小柴胡汤对二陈，加青皮、桔梗、贝母，数剂顿退；更以小柴胡汤对四物，二十余剂而痊。

一男子腿患，溃而不敛，用人参养荣汤，及附子饼；更以补剂，煎膏药贴之，两月余而愈。

一老人伤寒，表邪未尽，股内患肿发热，以人参败毒散二剂热止；灸以香附饼；又小柴胡汤加二陈、羌活、川芎、归、术、枳壳，数剂而消。

一男子脾气素弱，臂肿一块不痛，肉色不变，饮食少思，半载不溃。先以六君子汤，加芎、归、芍药二十余剂，饮食渐进；更以豆豉饼日灸数壮，于前药再加黄芪、肉桂三十余剂，脓熟针去；以十全大补汤，及附子饼灸之，月余而敛。

一男子腿患肿，肉色不变不痛，脉浮而滑，以补中益气痛，加半夏、茯苓、枳壳、木香饮之剂，饮食少进，再用补剂，月余而消。夫气无补法，俗论也。以其为病痞，闷壅塞，似难于补，殊不知正气虚而不能营运，则邪气滞而为病。经云：壮者气行则愈，怯者弱者则着而为病。苟不用补法，气何由而行乎！一妇人因闪胕，肩患肿，遍身作痛，以黑丸子二服而痛止；以方脉流气饮，二剂而肿消；更以二陈对四物，加香附、枳壳、桔梗而愈。

一妇人腿患筋挛骨痛，诸药不应，脉迟紧，用大防风汤二剂，顿退；又二剂而安。又一妇患之亦然，先用前汤二剂，更服黑丸子而痊。此二患若失治，溃成败证。

一男子臂肿，筋挛骨痛，年余方溃，不敛。诊其脉更虚，以内塞散一料，少愈；以十全大补早服内塞散排之。

一妇人溃后发热，余以为虚。彼不信，乃服败毒药，果发大热，竟至不救。夫溃疡虽有表证者若不审其所因，辨其虚实，鲜不误人！一男子腿肿一块，经年不消，且不作脓，饮食少思，强食则胀，或作泻，日渐消瘦。诊脉微细，此乃命门火衰不能生土，以致脾虚而然也。遂以八味丸，饮食渐进，肿患亦消。

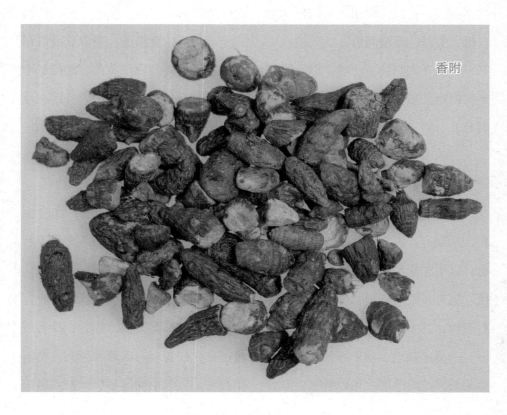

香附

110

一男子背髀患之，微肿，形劳气弱，以益气养荣汤，间服黑丸子，及木香、生地黄做饼，覆患处熨之。月余脓成，针之，仍服前药而愈。

一男子腿患久而不敛，饮大补药，及附子饼，更用针头散，纴之而愈。

一男子臂患，年余尚硬，饮食少思，朝寒暮热，以八珍汤，加柴胡、地骨皮、牡丹皮，月余痊。

一妇人脓溃清稀，脉弱恶寒，久而不愈，服内塞散，灸以附子饼而瘥。

一妇人腰间患一小块，肉色如常，不溃，发热。余谓：当以益气养荣解郁之药治之。彼家不反服表散之剂，果大热，亦死。大抵流注之证，多因郁结或暴怒，或脾气虚，湿气逆于肉理；不足，邪得以乘之。常治郁者开之，怒者平之，闪扑及产后瘀血者散之，脾虚及腠理不密者，除而补之，伤寒余邪者，调而解之。大要以

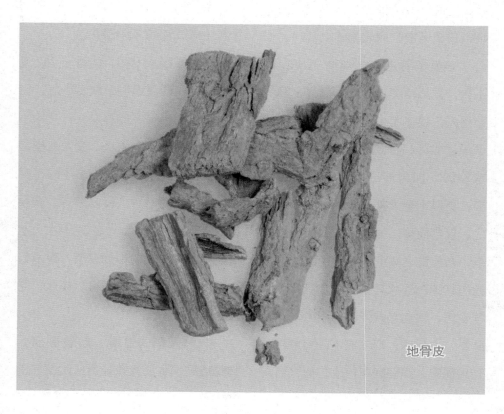

地骨皮

上篇·外科发挥 第五卷

固元气为主，佐以见证之药。如久而疮口寒者，更用豆豉饼或附子饼灸之；有脓管或瘀肉者，用针头散腐之自愈，锭子尤效。若不补血气，及不慎饮食起居七情，俱不治。

一男子元气素弱，将欲患此，胸膈不利，饮食少思。余欲治以健脾胃，解郁结，养血气。彼腰肿一块，不溃而殁。盖此证本虚痞，今用克伐之剂，何以不死? 况辛香燥热之剂，但能劫滞气冲，快于一时，若不佐制，过服则益增郁火，煎熬气液而为痰，日久不散，愈成流注之证。

一男子臂患，出腐骨三块，尚不敛，发热作渴，脉浮大而涩，乃气血俱损，须多服生血气之剂先以六君子汤，加芎、归，月余饮食渐进；以八珍汤，加肉桂三十余剂，疮色乃赤；更以十全大补汤，外以附子饼灸之，仅年而瘥。《医林集要》云：骨疽，乃流注之败证也，如用凉药，则内伤其脾，外冰其血。脾主肌肉，脾气受伤，饮食必减，肌肉不生。血为脉络，血受冰，则气血不旺而愈滞。宜用理脾，脾健则肉自生，而气自营

运矣。又有白虎飞廉，留连周期，或展转数岁，冷毒朽骨，出尽自愈。若附骨腐者可痊，正骨腐则为终身废疾矣。有毒自足减风，宜用附子八物汤治之。又有结核在项腋，或两乳旁，或两胯软肉处，名曰瘰疬痛，属冷证也。又有小儿宿痰失道，致结核于颈项臂膊胸背之处，亦冷证也，俱用热药敷贴。以上诸证，皆缘于肾。肾主骨，肾虚则骨冷而为患也。所谓骨疽，皆起于肾，亦以其根于此也，故用大附子以补肾气，肾实则骨有生气，而疽不附骨矣。

一妇人经水不调，两月一至，或三月一至，四肢微肿，饮食少思，日晡发热。余曰："此脾以云：月水不调，久则血结于内生块，变为血瘕，亦作血证，血水相并，壅塞不通，脾胃虚弱，变为水肿。所以然者，脾候身之肌肉，象于土，土主克于水，水血既并，脾气衰弱不能克消，致水气流溢浸渍肌肉，故肿满也。观此，岂宜用克伐之剂。"

一妇人禀弱性躁，胁臂肿痛，胸膈痞满，服流气败毒药，反发热不

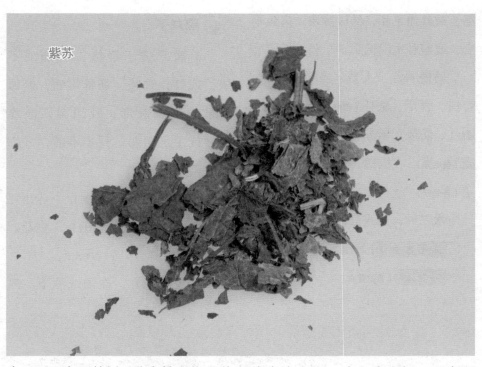

紫苏

食，以四七汤数剂，胸宽情所伤，遂致遍身作痛，或肢节肿痛，及气填胸满；或如梅核塞喉，咽吐不出；或涎痰壅盛，上气喘急；或呕逆恶心，甚者渴闷欲绝；产妇多有此证，宜服四七汤，先调滞气，更以养血之药。若因思忧，致小便白浊者，用此药，吞青州白丸子屡效。

附　方

方脉流气饮

治瘰疬流注，及郁结聚结肿块，或走注疼痛，或心胸痞闷，咽塞不利，胁腹膨胀，呕吐不食，上气喘急，咳嗽痰盛，面目或四肢浮肿，大小便秘。

紫苏、青皮（去白）、当归（酒拌）、芍药（炒）、乌药、茯苓、桔梗（炒）、半夏（姜制）、川芎壳（麸炒，各五分）

作一剂，水二钟，姜三片，枣一枚，煎八分，食远服。

疮科流气饮

治流注及一切恚怒气结肿作痛，或胸膈痞闷，或风寒湿毒，搏于经络，致气血不和，结成肿块，肉色不变，或漫肿木闷无头。

桔梗（炒）、人参、当归（酒拌）、官桂、甘草、浓朴（姜制）、黄芪（盐汤浸炒）、防风、紫苏、芍药、乌药、枳壳（各七分）　槟榔、木香、川芎、白芷（各五分）

水二钟，煎八分，食远服。

益气养荣汤 （方见瘰疬）

二陈汤 （方见臀痈）

黑丸子

治风寒袭于经络，肿痛或不痛，或打扑跌坠，筋骨疼痛，瘀血不散，遂成肿毒；及风湿四肢疼痛，或手足缓弱，行步不前，并妇人血风劳损。

百草霜、芍药（各二两）　赤小豆（一两六钱）　白蔹（一两六钱）　白及、当归（各四钱）　川乌（梧子大）

每服三十丸，盐汤或酒下。风

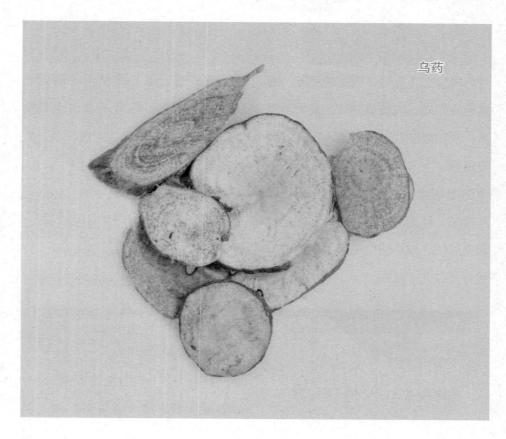

乌药

疾哽吃，煨葱一茎，温酒下。孕妇勿服。

覆患处，以热熨斗熨之。若风寒湿毒，宜用姜汁做饼。

人参败毒散 （方见溃疡发热）

豆豉饼 附子饼 （二方见臀痈）

小柴胡汤 四物汤 （二方见瘰疬）

香附饼

治瘰疬流注肿块或风寒袭于经络，结肿或痛。

用香附为细末，酒调和，量疮大小做饼。

六君子汤 （方见作呕）

十全大补汤 补中益气汤 （二方见溃疡发热）

大防风汤 （方见臀痈）

内塞散

治阴虚阳气滕袭患肿，或溃而不敛，或风寒袭于患处，致气血不能运至，久不愈，遂成漏证。

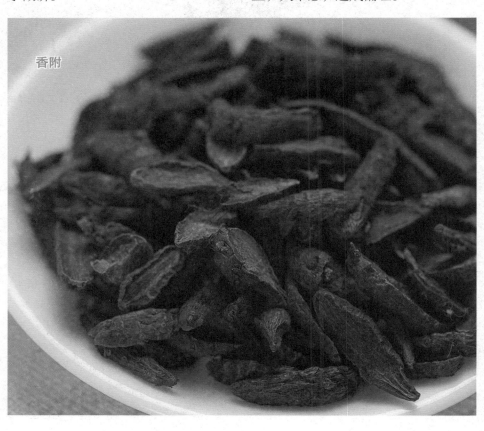

香附

上篇·外科发挥 第五卷

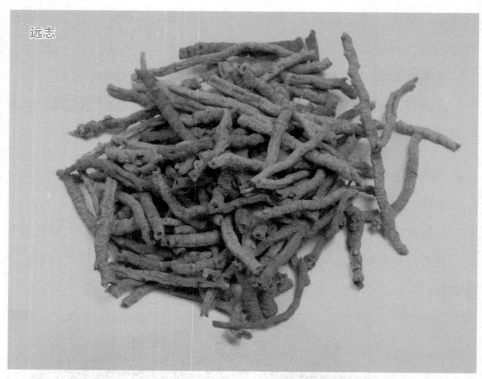

远志

附子（一两）　　肉桂（去皮）、小豆、甘草（炙）、黄芪（盐水浸，炒）、当归（酒拌）、茯苓、白芷、桔梗（炒）、川芎、人参、远志（去骨）、厚朴（制，各一两）　防风（四钱）

上药为末。每服二钱，空心温酒下。或酒糊丸，盐汤下；或炼蜜为丸亦可。

八味丸（方见臀痈）

二神丸（方见作呕）

针头散（方见瘰疬）

八珍汤　人参养荣汤（二方见溃疡发热）

🌱 四七汤

治七情郁结，状如破絮，或如梅核，鲠在咽间；或中脘痞满，痰涎壅盛；或喘，或恶心，少食。

紫苏叶（一钱）　　浓朴（一钱半）茯苓（一钱）　半夏（姜制，七分）

作一剂，水一钟半，姜三片，枣二枚，煎六分，食远服。

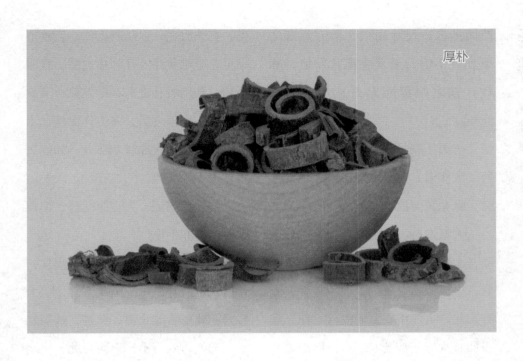

厚朴

疮疡作渴

尺脉大或无力而渴者，宜滋阴降火。上部脉沉实而渴者，宜泻火。上部脉洪数而渴者，宜降者，宜补气血。脓血大泄，或疮口出血而渴者，大补气血。如不应，急用独参汤。

一男子作渴，欲发疽，以加减八味丸治之而消。

一男子患脑疽，发热，脉数无力，根据前丸治之，不信，自服滋阴药，以致不救。

一男子日饮水数碗，冬月亦然，彼恃壮切喜，后口舌生疮，欲治以前丸，彼以为谬，乃服生津液药，渴不能止，发背疽而殁。

一男子脚面发疽，愈而作渴，以前丸治之而愈。

夫加减八味丸，治阴处火动之圣药也，有是证者，何以舍此。

一富商禀赋颇浓，素作渴，日饮水数碗，面发一毒，用消毒药，溃而虽愈，尺脉尚数，滑亦疽毒之患。彼不信，至夏果脚背发疽，脉数，按之则涩而无力，足竟黑腐而死。

一男子禀颇实，乏嗣，服附子等药，致作渴，左足大趾患疽，色紫不痛，脉亦数而涩，亦死。

大抵发背、脑疽、脱疽，肿痛色赤，水衰火旺之色，尚可治。若黑若紫，火极似水之象也，而不救者，十有八九。疽疾将安，而渴疾已作，宜服加减八味丸。既安之后，而渴疾未见，宜先服之，以防其未然。若疾形已见，卒难救疗。凡痈疽愈后，宜服补药；若用峻补之药，则发热；又况痈疾人，安乐之后，多传作渴疾，不可治疗，当预服加减八味丸；如能久服，永不生渴疾，气血亦壮。未发疽人，或先有渴证，尤宜服此药，渴疾既安，疽亦不作。

又一贵人病疽，疾未安而渴作，一日饮水数升，愚遂献此方。诸医大笑云：此药若能止渴，愈甚，数剂之后，茫无功效。不得已而用此，服之

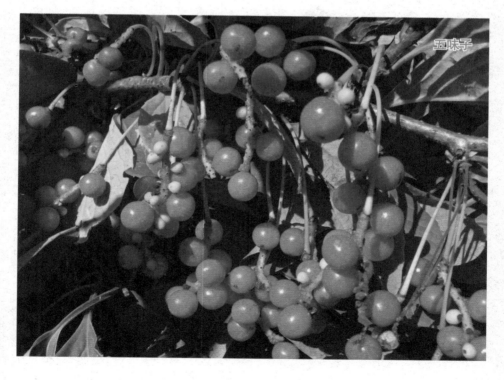

五味子

三日渴止，因此相信，遂久服，不特渴疾不作，气血亦壮，饮食加倍，强健过于少壮之年。盖用此药，非余敢自执鄙见，实有源流。

自为儿时，闻先君知县云："有一士大夫病渴疾，诸医皆用渴药，治疗累载不安。有一名医诲之，使服加减八味丸，不半载而疾痊。"因疏其病源，今医者治痈，却以生津液止渴之药，误，降其心火，生其肾水，则渴自止矣。复疏其药性云：内北五味子，最为得力，此一味，独言，专志

服饵取效，无为庸医所惑，庶广前人之志。如臂痛、香港脚、风气，四肢拘挛，上气眼晕，肺气喘嗽，消食，利小便，久服轻身，聪明耳目，令人光泽多子。

一老人冬月口舌生疮，作渴，心脉大而实，尺脉大而虚。余谓："乃下消证也，患在肾，须殁。"东垣曰：膈消者，以白虎加人参汤治之。中消者，善食而瘦，自汗，大便硬，小便数。

《脉诀》云：口干饶饮水，多食

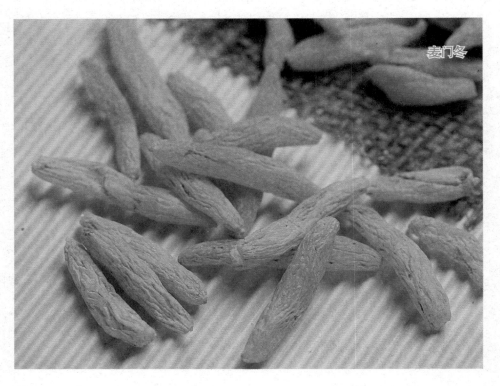

麦门冬

上篇·外科发挥 第五卷

亦肌虚。瘅成消中者，调胃承气汤、三黄丸治之。下消者，烦躁引饮，耳叶焦干，小便如膏。又云：焦烦水易亏，此肾消也，六味地黄丸（**加五味子、肉桂，即加减八味丸**）治之。《总录》所谓未传能食者，必发脑疽、背疮，不能食者，必传中满氏白术散，倍加葛根治之。上中既平，不复传下消矣。前人用药，厥有旨哉！或曰：未传疮疽者何也？此火邪盛也，其疮痛甚而不溃，或赤水者是也。经云：有形而不痛阳之类也，急攻其阳，勿攻其阴，治在下焦，元气得强者生，失强者死。

一妇人面患毒，焮痛发热作渴，脉数，按之则实，以凉膈散，二剂少愈；以消毒药，数剂而平。

一男子有患痈作渴，脉数有力，以黄连解毒汤，三剂而止；更以仙方活命饮，四剂溃而愈。

一男子溃而烦渴不安，以圣愈汤二剂而宁；以人参、黄芪、当归、地

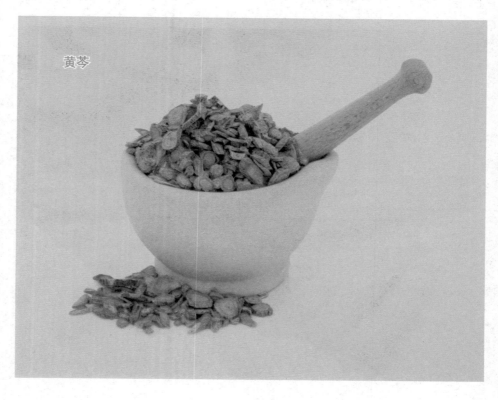

黄芩

黄，四剂渴止；以八珍汤，二十余剂而愈。

大抵溃后有此证，属气血不足，须用参、芪以补气，当归、地黄以养血。若用苦寒之剂，必致有误。

一男子患毒作渴，右关脉数，以竹叶黄芪汤，治之稍愈；更以补中益气汤，加黄芩而愈。

一男子溃后口干，遇劳益甚，以补中益气汤，加五味子、麦门冬，治之而愈；更以黄六一汤而敛。

附 方

加减八味丸

治疮疡溃后及将痊，口干渴，甚则舌或生黄，及未患先渴；此肾水枯竭，多，肌肤渐消，或腿肿脚先瘦，服此以生肾水，降心火，诸证顿止。及治口舌生疮不绝。

山药（一两）　桂心（去皮，半两）山茱萸（净肉一两，酒浸杵膏）　泽泻（切片蒸焙）、白茯苓（捣膏）、牡丹皮（各半两）　五味子（炒，二两）　生地黄（二

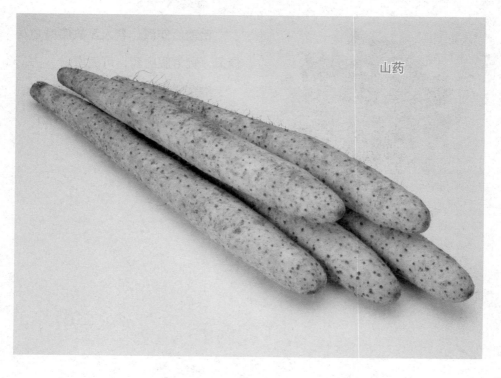

山药

两，酒拌蒸捣膏）

上药为细末，入二膏，加炼蜜少许，丸梧子大。每服六七十丸，五更初，未言语前，或空心用盐汤送下。

凉膈散

治积热疮疡焮痛，发热烦渴，大便秘，及咽肿痛，或生疮毒。

连翘（一钱）　山栀子（炒）、大黄（炒）、薄荷、黄芩（各五分）　甘草（一钱半）　朴硝（五分）

仙方活命饮 （方见发背）

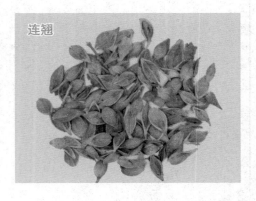
连翘

黄连解毒汤 （方见作呕）

补中益气汤 （方见溃疡发热）

竹叶黄汤

淡竹叶（二钱）　生地黄、麦门冬（去心）、黄芪（蜜炙）、当归（酒拌）、川芎、甘草、黄芩（炙）、芍药、人参、半夏（姜制）、石膏（研，各二钱）

作一剂，水二钟，煎八分，食远服。

八珍汤 （方见溃疡发热）

圣愈汤 独参汤 （二方见杖疮）

黄芪六一汤

治溃后作渴。若人无故作渴必发痈疽，宜常服此药，可免患。

绵黄（六两，一半生焙，一半盐水，瓷器盛，饭上蒸三次，焙干）　甘草（一两，半生半炙）

加人参尤效。

作 呕

喜寒恶热而呕者，宜降火。喜热恶寒而呕者，宜养胃气。沉实便秘而呕者，宜泻火。脉细肠鸣腹痛，泻而呕者，托里温中。

一男子胸患毒，焮肿喜冷，脉洪数，以黄连解毒汤，二剂顿退；更加金银花散，六剂而消。

一男子因疮痛伤胃气，少食作呕，恶寒，以六君子汤加当归，四剂稍愈；以十宣散加白术、茯苓、陈皮，数剂而脓成，针之；又以前散去防风、白芷，数剂而痊。

一男子患发背肿硬，烦渴便秘，脉沉实作呕，以内疏黄连汤，二剂愈；以金银花散，四剂，并隔蒜灸而消。

一男子腋下患毒，咳逆不食，肠鸣切痛，四肢厥冷，脉细，以托里理中汤，二剂顿愈；更以香砂六君子汤、二神丸，而饮食顿进；以十全大

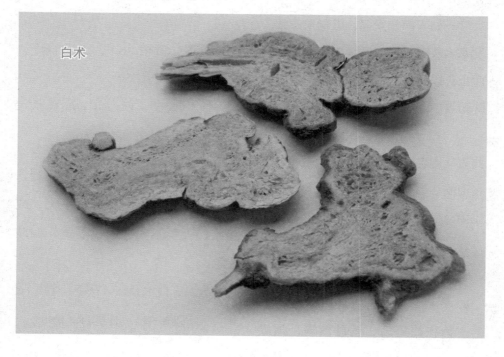

白术

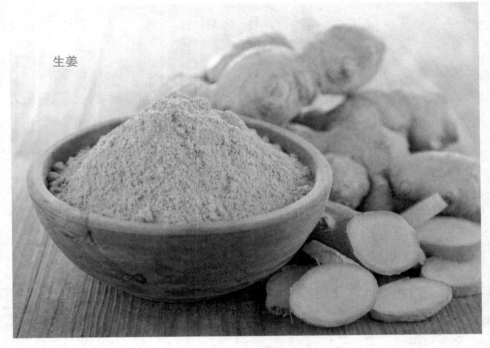
生姜

补汤，下十余剂而敛。

一妇人脾气素弱，患毒未作脓，发寒热兼呕，以不换金正气散，二剂而止；以托里散，六剂而溃；更以健脾药敛。

一妇恶心少食，服解毒药愈呕，此胃气虚也，以六君子汤加生姜，治之而安。戴氏（名元）在胃口上，宜用生姜，盖能开胃豁痰也。

附　方

黄连解毒汤

治积热疮疡，焮肿作痛，烦躁饮冷，脉洪数，或口舌生疮，或疫毒发狂。

黄芩、黄柏（炒）、黄连（炒）、山栀（各一钱半）

作一剂，水二钟，煎七分，热服。

六君子汤

治一切脾胃不健，或胸膈不利，饮食少思，或作呕，或食不化，或膨胀，大便不实，面色萎黄，四肢倦怠。

人参、白术（炒）、茯苓、半夏（姜制）、陈皮（各一钱）　甘草（炙，五分）

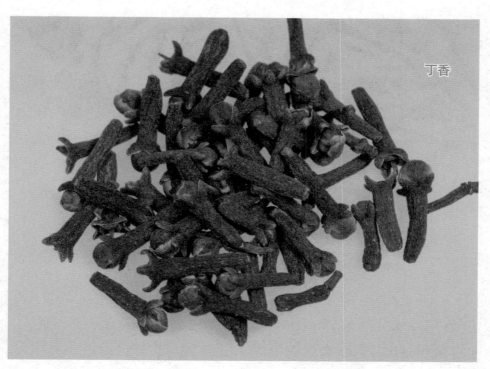

丁香

作一剂，水二钟，姜三片，枣二枚，煎八分，食远服。

香砂六君子汤

治一切脾胃不健，饮食少思，或作呕，或过服凉药，致伤脾胃，即六君子汤加藿香、砂仁。

托里温中汤

治疮为寒变而内陷者，脓出清解，皮肤凉，心下痞满，肠鸣切痛，大便微溏，食则呕，气短逆不绝，不得安卧，时发昏愦。

丁香、沉香、茴香、益智仁、陈皮、木香、羌活、干姜（炮，各一钱）甘草（炙）、附子（炮，去皮、脐，各二钱）

作一剂，水二钟，姜三片，煎八分，不拘时服。

十宣散（方见发背）

金银花散

消毒托里，止痛排脓，不问肿溃，并效。

金银花、黄芪（盐水浸，炒）、当归（酒拌）、甘草（各等分）

上药为末，每服一二钱，滚汤调

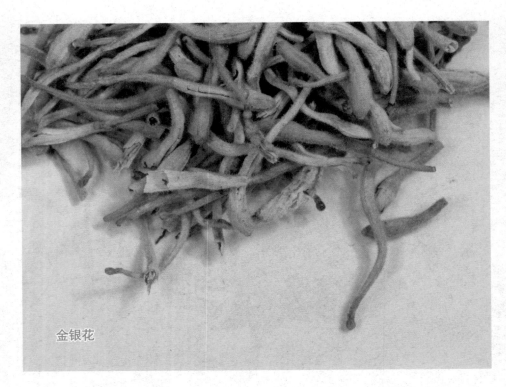
金银花

入，酒少许服。大人每服一两，水煎服，随饮酒二三杯。

[隔蒜灸法] （方见发背）

[十全大补汤] （方见溃疡发热）

不换金正气散

治疮疡发热之人，脾气虚弱，寒邪相搏，痰停胸膈，以致发寒热，服此正脾气，则痰气自消，寒热不作。

浓朴（去皮，姜制）、藿香、半夏（姜制）、苍术（米泔浸）、陈皮（去白，各三钱） 甘草（炙，五分）

作一剂，水二钟，姜三片，枣二枚，煎七分，食远服。

二神丸

治一切脾肾俱虚，侵晨作泻，或饮食少思，或食而不化，或作呕，或作泻，邦秀童僮年逾四十，遍身发肿，腹胀如鼓，甚危，诸药不应，用此丸数服，饮食渐进，其肿渐消，兼以除湿健脾之剂，而愈。

破故纸（四两，炒）　肉豆蔻（二两，生用）

上药为末，用大红枣四十九枚，生姜四两切碎，同枣用水煮熟，去姜取枣肉，和药丸，梧子大。每服五十丸，空心盐汤下。

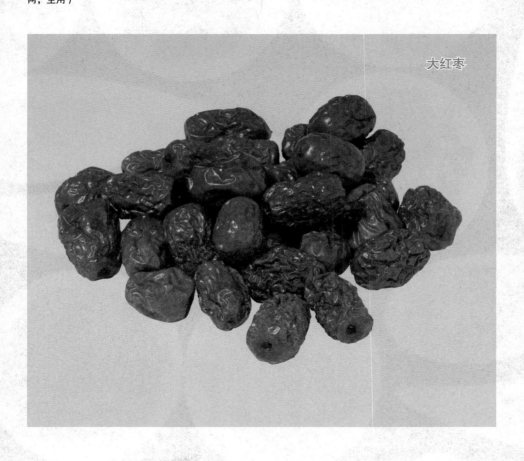

大红枣

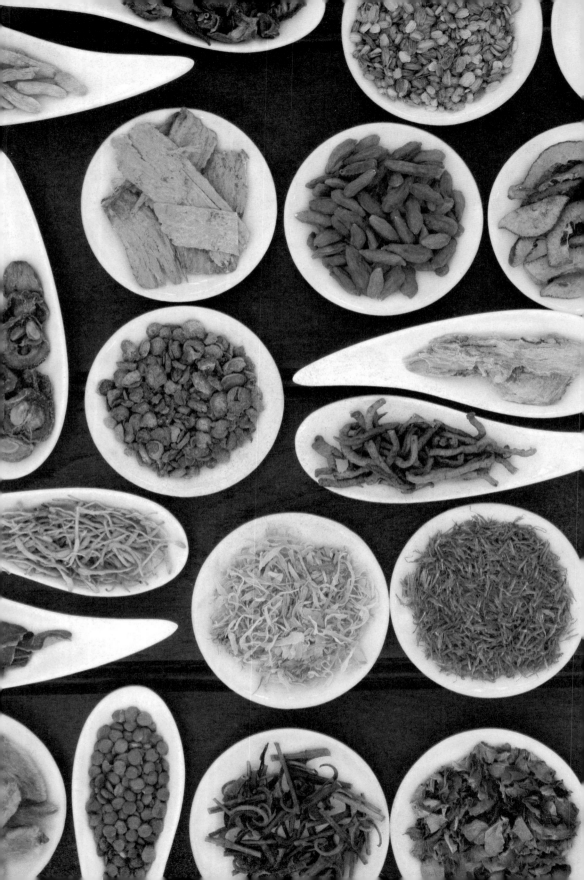

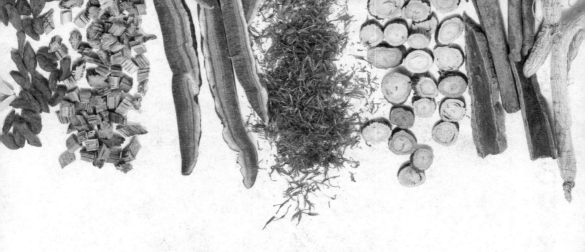

上篇 · 外科发挥

第六卷

咽 喉

疼痛或寒热者，邪在表也，宜发散。肿痛痰涎壅盛者，邪在上也，宜降之。痛而脉数无力者，属阴虚，宜滋阴降火。肿痛发热便闭者，表里俱实病也，宜解表攻里。如证紧急，更刺患处，或刺少商穴。

一男子咽痛而脉数，以荆防败毒散加芩、连二剂稍愈，乃去芩、连，又二剂而愈。

一男子咽喉肿闭，牙关紧急，针不能入，先刺少商二穴，出黑血，口即开；更针患处，饮清救。

一妇人咽喉肿痛，大小便秘，以防风通圣散一剂，诸证悉退；又荆防败毒散，三剂而安。常治此证，轻则荆防败毒散、吹喉散，重则用密钥匙，及刺患处，出血最效，否则不救。针少商二穴，亦可，不若刺患处之为神速耳。

一男子咽喉肿痛，脉数而实，以凉膈散，一剂而痛止；以荆防败毒散加牛蒡子，二剂而肿退；以荆防败毒散二剂，又以甘、桔、荆、防、玄参、牛蒡子，四剂而平。

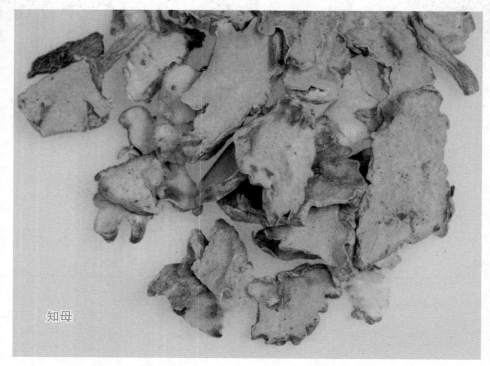

知母

一男子咽喉肿闭，痰涎壅甚，以胆矾吹咽中，吐痰碗许；更以清咽利膈汤，四剂而安。

一男子咽喉肿痛，药不能下，针患处，出紫血稍愈，以破棺丹噙之；更以清咽消毒散，服之而愈。

一男子咽喉干燥而痛，以四物汤加黄柏、知母、玄参、四剂稍愈，更以人参固本丸，一剂不再发。

一男子口舌生疮，服凉药愈甚，治以理中汤而愈。

一男子咽痛，午后益甚，脉数无力，以四物汤，加黄柏、知母、荆、防，四剂而愈；仍以前药，去荆、防加玄参、甘桔数剂，后不再发。

一弱人咽痛，服凉药，或遇劳愈甚，以补中益气汤加芩、连，四剂而愈；乃去芩、连，又数剂，不再发。常治午后痛，去芩连加知母、黄柏、玄参，亦效。

一老人咽痛，日晡尤甚，以补中益气汤加酒炒黄柏、知母，数剂而愈。

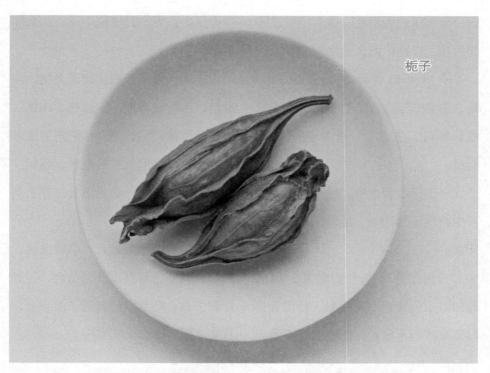
栀子

一男子乳蛾肿痛，脉浮数，尚未成脓，针去恶血，饮荆防败毒散，二剂而消。

一男子乳蛾肿痛，饮食不入，疮色白，其脓已成，针之，脓出即安。

一男嗌痈肿痛，脉浮数，更沉实，饮防风通圣散一剂，泻一次，势顿退；又荆防败毒散，二剂而消。

一男子咽喉肿痛，余欲针之，以泄其毒，彼畏针止，服药，然药既熟，已不能下矣；始急针患处，出毒血，更饮清咽消毒药而愈。

一患者，其色已绝，心头尚温，急针患处，出黑血即苏，如鲍符卿、乔侍御素有此证，每患皆以针去血即愈。

大抵咽喉之症，皆因火为患，其害甚速，须分缓急，及脓成否。若肿闭及壅塞者，死在反掌须急针患处，否则不治。前人云：治喉闭之火，与救火同，不容少待。又云：走马看喉闭，信夫！治喉之方固多，唯用针有回生之功。

一男子口舌生疮，饮食不甘，劳而愈甚，以理中汤，治之顿愈。

一男子口舌糜烂，服凉药愈甚，脉数而无力，以四物加酒炒黄柏、知母、玄参，一剂顿退，四剂而痊。

一男子口舌生疮，脉浮而缓，饮补中益气汤加炮姜，更以桂末，含之即愈。

一男子患之，劳而愈甚，以前药加附子三片，二剂即愈。丹溪云：口疮服凉药不愈者，此中焦气不足，虚火泛上，无制，用理中汤，甚则加附子。

一男子咽喉作痛，痰涎上壅，余欲治以荆防败毒散，加连翘、山栀、牛蒡子，彼自服甘寒降紫荆防败毒散以散之；治之迟，或势重者，须刺少商穴。瘀血已结，必刺患处，亦有刺少商。

咽虽利而未全消者，必成脓也，然脓去即安。若有大便秘结者，虽经针刺去血，必欲以防风通圣散攻之，甘寒之剂，非虚火不宜用。

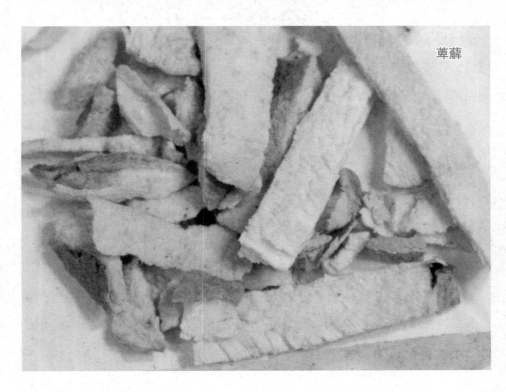

萆薢

一妇人咽间作痛，两月后始溃，突而不敛，遍身筋骨亦痛，诸药不应，先以萆薢汤，数剂而身上，年余不愈，以萆薢为末，乳汁调服，母以白汤调服，月余而愈。

一男子咽间先患，及于身，服轻粉之剂，稍愈；已而复发，仍服之，亦稍愈；后大发，上腭溃蚀，与鼻相通，臂腿数枚，其状如桃，大溃，年余不敛；神思倦怠，饮食少思，虚证悉具，投以萆薢汤为主，以健脾胃之剂，兼服之，月余而安。

一妇人患之，脸鼻俱蚀，筋骨作痛，脚面与跟各肿一块，三月而溃，脓水淋漓，半载不敛，治以前药亦愈。

一男子齿痛，脉数实便秘，用防风通圣散即愈。

一男子齿痛，而胃脉数而有力，以清胃散加石膏、荆芥、防风，二剂而痊。

一男子齿痛甚，胃脉数实，以承气汤一剂即止。

一男子齿痛，脉浮无力，以补

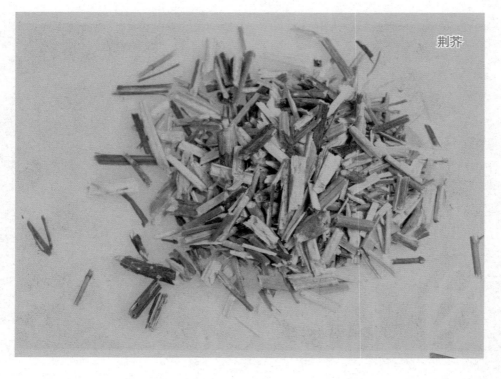

荆芥

中益气汤，加黄连、生地黄、石膏治之，不复作。

一老人齿痛，午后即发，至晚尤甚，胃脉数而实，以凉膈散加荆芥、防风、石膏，一剂而瘳。

一妇人常口舌糜烂，颊赤唇干，眼涩作渴，脉数，按之则涩，此心肺壅热，伤于气血为患，云：妇人热劳者，由心肺壅热，伤于气血。气血不调，脏腑壅滞，热毒内积，不得宣通之所致也。其候心神烦躁，颊赤头痛，眼涩唇干，四肢壮热，烦渴不止，口舌生疮，神思沉昏，嗜卧少寐，饮食无味，举体酸疼，或时心忪，或时盗汗，肌肤日渐消瘦，故名热劳也。

附　方

荆防败毒散（方见溃疡发热）

清咽利膈汤

治积热咽喉肿痛，痰涎壅盛，或胸膈不利，烦躁饮冷，大便秘结。

金银花、防风、荆芥、薄荷、桔

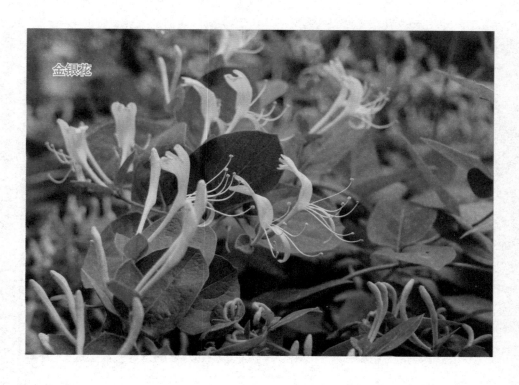

金银花

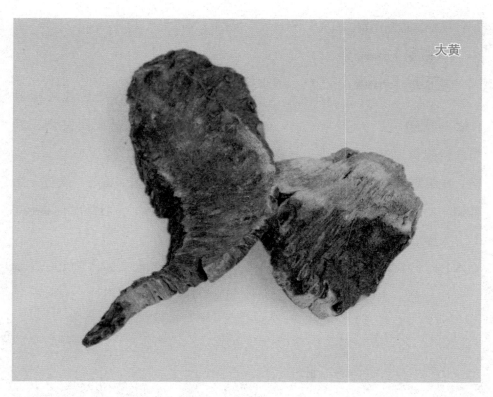

大黄

梗（炒）、黄芩（炒）、黄连（炒，各钱半）山栀（炒，研）、连翘（各二钱） 玄参、大黄（煨）、朴硝、牛蒡子（研）、甘草（各七分）

作一剂，水二钟煎一钟，食后服。

密钥匙

治喉闭、缠喉风、痰涎壅塞甚者，水浆难下。

焰硝（一两五钱） 鹏砂（五钱） 脑子（一字） 白僵蚕（一钱） 雄黄（二钱）

各另为细末，和匀，以竹管吹患处，痰涎即出。如痰虽出，咽喉仍不消，急针患处，去恶血。

凉膈散 （方见作渴）

防风通圣散 （方见天泡疮）

补中益气汤 （方见溃疡发热）

刺少商穴法

穴在手大指内侧，去爪甲如韭叶。刺入二分许，以手自臂勒至刺处出血，即消。若重者，及脓成者，必须针患处，否则不治。

四物汤 （方见瘰疬）

破棺丹 （方见发背）

理中汤

治脾胃不健，饮食少思，或作呕，或服寒药，致饮食少思，或肚腹作痛。

人参、干姜（炮）、甘草（炙）、白术（炒，各一钱半）

作一剂，水一钟，煎五分，食远服。

清胃散

治胃经湿热，牙齿或牙龈肿痛，或牵引头脑，或面发热，并治之。

当归身（酒拌，一钱）　黄连、生地黄（酒拌，各二钱）　牡丹皮（一钱五分）升麻（二钱）

作一剂，水二钟，煎七分，食远服。

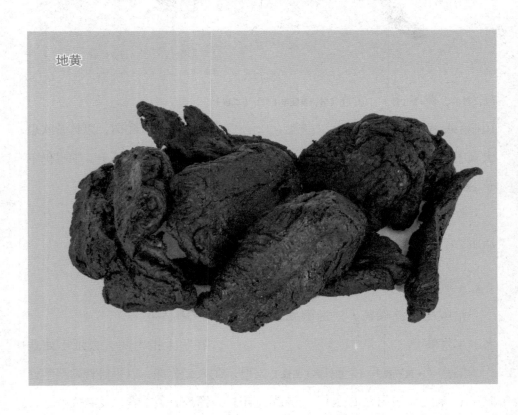

地黄

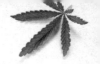

承气汤

治肠胃积热，口舌生疮，或牙齿龈作痛。

大黄（煨）、甘草、朴硝（各二钱）

作一剂，水一钟半，煎八分，食前服。

清咽消毒散

治咽喉生疮肿痛，痰涎壅盛，或口舌生疮，大便秘结，即荆防败毒散加芩、连、硝、黄。

人参固本丸

治肺气燥热作渴，或小便短少赤色，及肺气虚热，小便涩滞如淋，此虚而有火之圣药也。

生地黄（酒拌）、熟地黄（用生者酒拌，铜器蒸半日）、天门冬（去心）、麦门冬（去心，各一两）

温酒下，中寒人不可服。

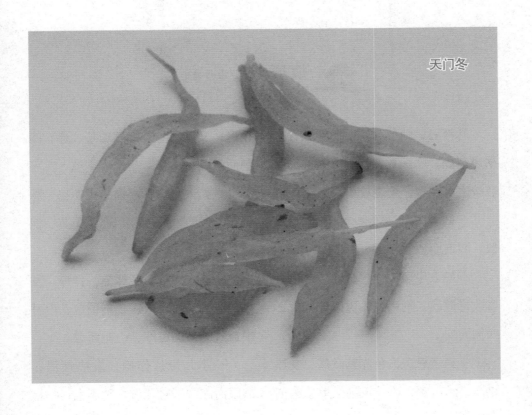

天门冬

上篇·外科发挥 第六卷

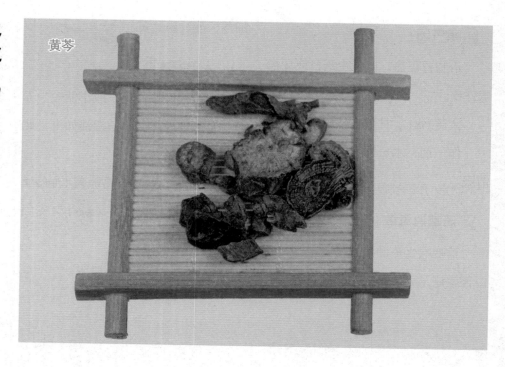

黄芩

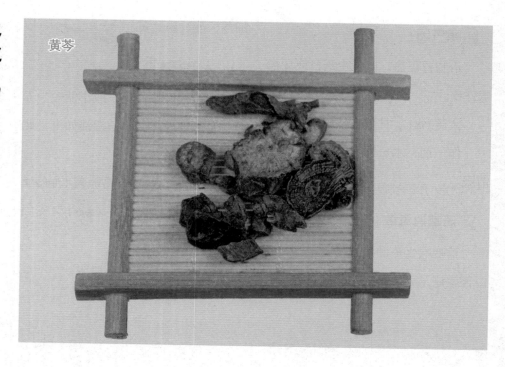 瘀疹（附小儿丹毒）

脉浮者，消气为主。脉浮数者，祛风清热。脉沉数者，泻火为主。脉数按之沉实者，解表攻里。

一妇人患斑，作痒脉浮，以消风散，四剂而愈。

一妇人患斑，作痒脉浮数，以人参败毒散，二剂稍愈；更以消风散，四剂而安。

一男子患斑，色赤紫焮痛，发热喜冷，脉沉实，以防风通圣散，一剂顿退；又以荆防败毒散加芩、连，四剂而愈。

一妇人患斑，痒痛，大便秘，脉沉实，以四物汤加芩、连、大黄、槐花，治之而愈。

一老人患疹，色微赤，作痒，发热，以人参败毒散，二剂稍愈；以补中益气汤，加黄芩、山栀而愈。

一小儿患疹作痛，发热烦渴，欲服清凉饮下之。诊其脉不实，举指

138

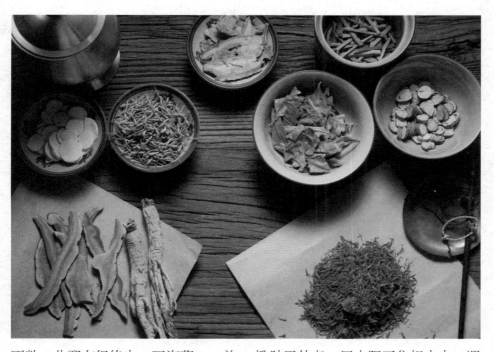

不数，此邪在经络也，王海藏曰：前人云，首尾俱不可下者，何也。曰：首不可下者，为斑未见于表，下则邪气不得伸越，此脉证有表而无里，故禁首不可下也；尾不可下者，为斑毒已显于外，内无根蒂，大便不实，无一切里证，下之则斑气逆陷，故禁尾不可下也。一儿作痒发热，以消毒犀角饮，一剂作吐泻，此邪气上下俱出也，毒自解，少顷吐泻俱止，其疹果消。吐泻后，脉见七至，此小儿和平之脉也，邪已尽矣，不须治，果愈。洁古云：斑疹之病，其为证各异。发

焮肿于外者，属少阳三焦相火也，谓之斑；小红靥行皮肤之中，不出者，属少阳君火也，谓之疹凡显斑证，若自吐泻者，慎勿乱治，而多吉，谓邪气上下皆出也。斑疹并出，小儿难禁，是以别生他证也。首尾不可下，大抵安里之药多，发表之药少，秘则微疏之，令邪气不壅，并令其次第出，使儿易禁也。身温暖者顺，身凉者逆。

一男子患丹毒，焮痛便秘，脉数而实，服防风通圣散不应，令砭患处，去恶血，仍用前药即愈。

一小儿腿患丹如霞，游走不定，先以麻油涂患处，砭出恶血，毒即散；更以金银花散，一剂而安。

一小儿患之，外势虽轻，内则大便不利，此患在脏也，服大连翘饮，敷神效散而瘥。

一小儿遍身皆赤，砭之，投解毒药而即愈。

一小儿遍身亦赤，不从砭治，以致毒瓦斯入腹，遂不救，此症乃恶毒热血，蕴蓄于命门，遇相，砭之以泄其毒。凡从四肢起入腹者不治。虽云，丹有数种，治有数法，无如砭之为善，常见患稍重者，不用砭法，俱不救也。

附 方

消风散（方见疮疥）

荆防败毒散（方见溃疡发热）

四物汤（方见瘰疬）

防风通圣散（方见天泡疮）

人参败毒散　补中益气汤（二方见溃疡发热）

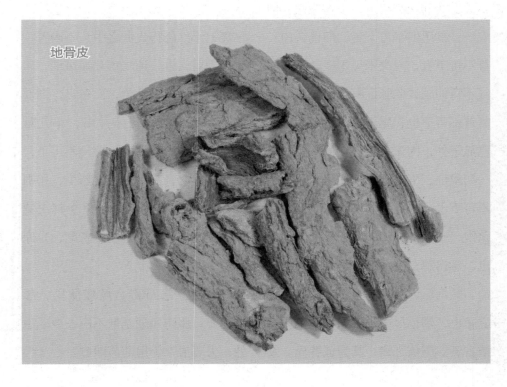

地骨皮

清凉饮 （方见发背）

🌱 解毒防风汤

治斑或瘾疹，痒或作痛。

防风（一钱） 地骨皮、黄芪、芍药、荆芥、枳壳（炒，各二钱）

作一剂，水一钟，煎五分，徐徐服。

金银花散 （方见作呕）

神功散 （方见发背）

大连翘饮 （方见天泡疮）

🌱 砭法

治小儿丹毒色赤，游走不定。

用细磁击碎，取其锋芒者一块，以箸一根，劈开头，令毒血遇刺皆出，却以神功散敷搽。毒入腹者，不救。

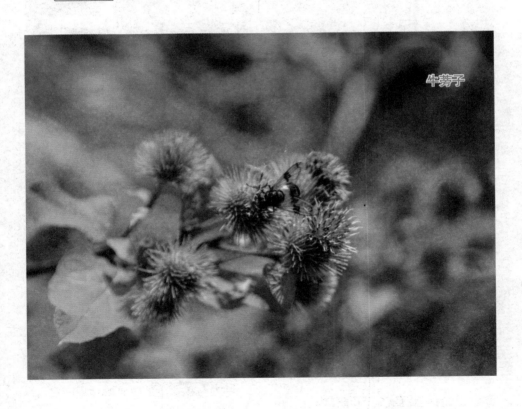

牛蒡子

上篇·外科发挥·第六卷

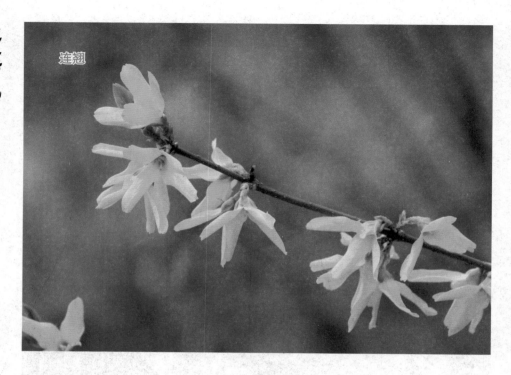

连翘

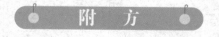

天泡疮（旧名）

脉浮发热，或拘急者，发散表邪。脉沉发热便秘者，解表攻里。发热小便赤涩者，分利消毒。

一小儿患此，焮痛发热，脉浮数，挑去毒水，以黄柏、滑石末敷之；更饮荆防败毒散，二剂而愈。

一男子焮痛发热，服祛风清热药愈炽，诊其脉沉实，乃邪在内也，用防风通圣散一剂，顿愈；又荆防败毒散，二剂而安。夫此证虽属风热，当审在表里，治无误。

一小儿焮赤发热，以黄柏、滑石末敷之，饮大连翘汤，二剂少愈；更以金银花散而痊。

附　方

荆防败毒散（方见溃疡发热）

防风通圣散

治一切风热积毒，疮肿发热，便

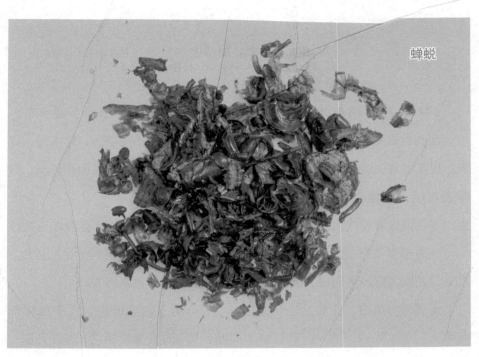
蝉蜕

秘，表里俱实。

芍药（炒）、芒硝、滑石（煅）、川芎、当归（酒拌）、桔梗、石膏（研）、荆芥、麻黄（各四分半）

作剂，水一钟，煎八分服。

大连翘饮

治斑疹丹毒瘙痒，或作痛，及大人小儿，风邪热毒焮痛；或作痒，小便涩。

连翘、蝉蜕、荆芥、木通、芍药、当归（酒拌）、瞿麦、甘草、防风、柴胡、滑石（煅）、山栀（煅）、

黄芩（各一钱）

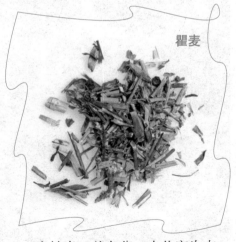
瞿麦

水钟半，煎七分。小儿宜为末。每服一二钱，滚汤调下。

山栀金银花散 （方见作渴）

杨梅疮

（近时称。从咽喉患起者，仍见咽喉）

湿胜者宜先导湿；表实者宜先解表；里实者宜先疏内；表里俱实者，解表攻里；表虚者补气；里虚者补血；表里俱虚者补气血。

一男子玉茎患之，肿痛，先以导水丸、龙胆泻肝汤各四服，稍愈；再以小柴胡汤加黄柏、苍术，五十余剂而平。

一男子玉茎肿溃，小便赤色，肝木弦数，以小柴胡汤，加木通、青皮、龙胆草四剂；又龙胆泻肝汤，数剂而愈。

一童子玉茎患之，延及小腹数枚作痛，发热，以小柴胡汤吞芦荟丸，更贴神异膏，月余而安。

一男子遍身皆患，左手脉浮而数，以荆防败毒散治之，表证乃退；

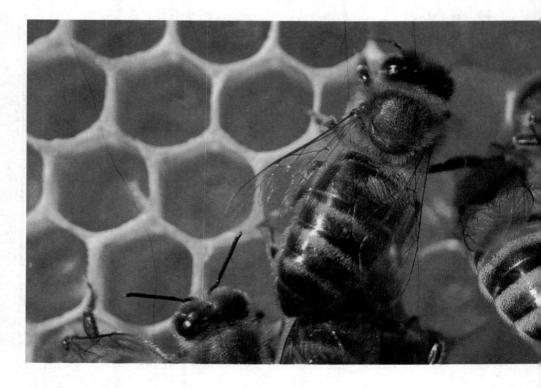

以仙方活命饮六剂，疮渐愈，兼饮萆薢汤，月余而愈。

一妇人焮痛，便秘作渴，脉沉实，以内疏黄连汤二剂，里证已退；以龙胆泻肝汤数剂，疮毒顿退，间服萆薢汤，月余而愈。

一男子患之，发热便秘，作渴，两手脉实，以防风通圣散治之而退；以荆防败毒散兼龙胆泻肝汤，而痊。

一男子愈后，腿肿一块，久而溃烂不敛，以蒜捣烂，敷患处，用艾隔蒜灸之；更贴神异膏，及服黑丸子并托里药，两月而愈。

一妇人燃轻粉药，于被中熏之，致遍身皮塌，脓水淋漓，不能起居，以滑石、黄柏、绿豆粉末等分，铺席上，令可卧，更饮金银花散，月余而痊。

一男子皆愈，但背肿一块甚硬，肉色不变，年余方溃，出水三载不愈，气血俱虚，饮食少思，以六君子汤加当归、藿香，三十余剂稍愈；更饮萆薢汤，两月余而愈。

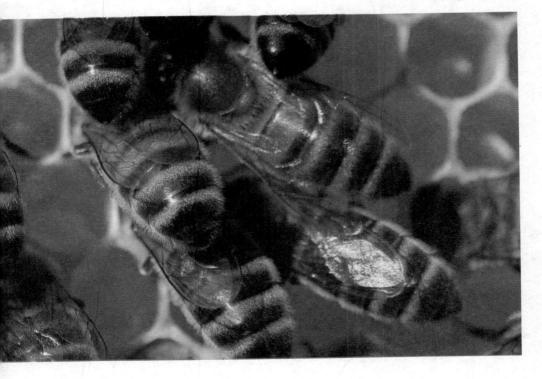

一男子患之势炽，兼脾胃气血皆虚，亦服前药而瘥。

一妇人患之，皆愈，唯两腿两臁各烂一块如掌，兼筋挛骨痛，三载不愈，诸药不应，日晡热汤，加牛膝、杜仲、木瓜，三十余剂而痊。

附 方

导水丸 （方见便痈）

龙胆泻肝汤 （方见下疳）

荆防败毒散 （方见溃疡发热）

内疏黄连汤 （方见肿疡）

仙方活命饮 （方见发背）

防风通圣散 （方见天泡疮）

隔蒜灸法 （方见发背）

八珍汤 （方见溃疡发热）

黑丸子 （方见流注）

金银花散 （方见作渴）

小柴胡汤 （方见瘰疬）

🌿 神异膏

治痈疽疮毒甚效，此疮疡中第一药也。

露蜂房（儿多者，一两）　蛇蜕（盐水洗、焙，半两）　玄参（半两）　黄芪（三

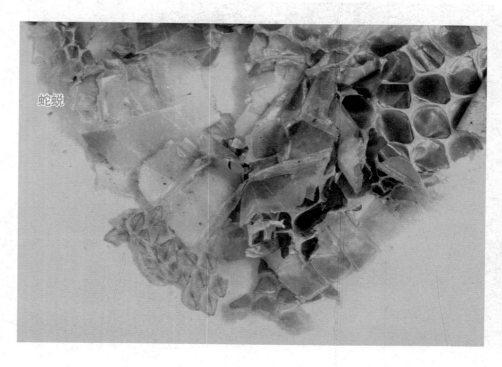

蛇蜕

钱）　男子发（洗，如鸡子一团）　杏仁（去皮、尖，一两）　黄丹（十二两）　真麻油（二斤）

先以玄参、杏仁、黄芪入油，煎至将黑色，方入蜂房、蛇蜕、乱发再煎至黑，滤去渣，徐徐下黄丹，慢火煎，以柳枝不住手搅，滴水捻至软硬得中，即成膏矣。

萆薢汤

治杨梅疮，不问新旧溃烂，或筋骨作痛，并效。

川萆薢（俗称土茯苓，每气血等证者，以此一味为主，而加以兼症之剂）

芦荟丸（方见下疳）

又捷法：

治杨梅疮不同新旧并效，不过旬日。用胆矾、白矾末并水银各三钱半，入香油、仍前再擦，用药尽即卧，汗出或大便去垢，口出秽涎为验。连擦三日，煎通圣散澡洗；更服内疏黄连汤或败毒散。愈后服萆薢汤；有热加芩、连，气虚参、芪，血虚四物之类。

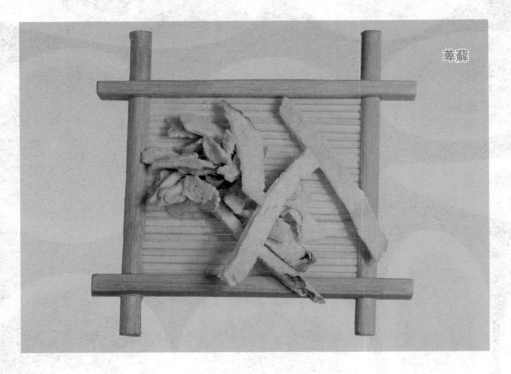

萆薢

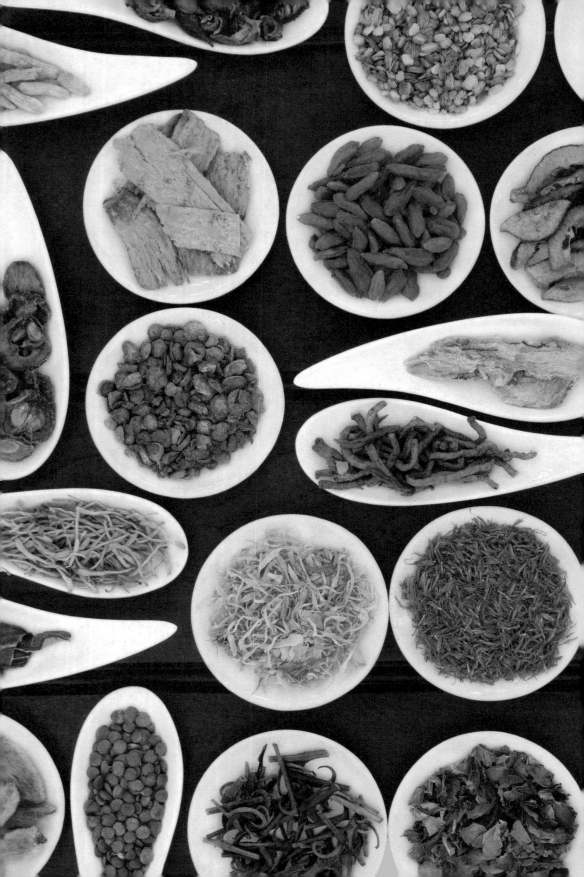

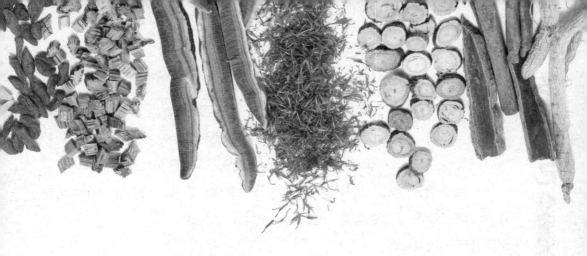

上篇·外科发挥

第七卷

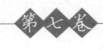 便 痈

内蕴热毒，外挟寒邪者，解散之。劳役而患者，补之。不遂交感，或强固精气，致败精而结者，解散之。湿热而致者，清肝导湿。

一男子患此，未作脓，小便秘涩，以八正散三剂，稍愈；以小柴胡汤加泽泻、山栀、木通，二剂而消。

一男子肿痛，发寒热，以荆防败毒散，二剂而止，以双解散，二剂而消。

一男子脓未成，大痛，服消毒托里内疏药，不应。诊之脉洪大，毒尚在，以仙方活命饮，一剂痛止，又一剂而消。

一男子肿痛，日晡发热，以小柴胡汤加青皮、天花粉，四剂痛止，热退，以神效栝楼散，四剂而消。

一男子肿而不溃，以参、芪、归、术、白芷、皂角刺、柴胡、甘草节，数剂而溃；以八珍汤加柴胡，数剂而愈。

一男子溃而肿不消，且不敛，诊之脉浮而涩，以豆豉饼灸之；更以十全大补汤，月余而愈。

一男子溃而痛不止，以小柴胡汤加黄柏、知母、芎、归，四剂少止，更以托里当归汤，数剂而敛。

一男子焮肿作痛，大小便秘，脉有力，以玉烛散，二剂顿退；更以龙胆泻肝汤，四剂而消。

一男子溃而痛不止，诸药不应，诊之脉大，按之则数，乃毒未解也，以仙方活命饮而止，又二剂而敛。

一男子服克伐之药，以求内消，致泻利少食，以二神丸，先止其泻；以十全大补倍加白术、茯苓，数剂而消。

大抵此证多患于劳逸之人，亦有内蕴热毒而生者，须辨虚实及成脓否，不可妄投药饵。

尝见者，盖恐收口之难也。若补养血气，不旬日而收矣，何难之有。若脓既成，岂有可消之理，如再用克伐之剂，反为难治。

一男子不慎房劳，患此肿痛，以双解散，一服通之，其痛即止；更以补中汤数剂，而脓成，便毒，言于不便处肿毒，故为便痈也。乃足厥阴肝之经络，及冲任督脉，亦属肝之旁络，是气血流通之道路。今壅而肿痛，此则热毒所致，宜先疏导其滞，更以托里之剂，此临证制宜之法也。

一老妇肿痛，脓未作，小便涩，肝脉数，以加减龙胆泻肝汤，加山栀、黄柏，四剂而消。

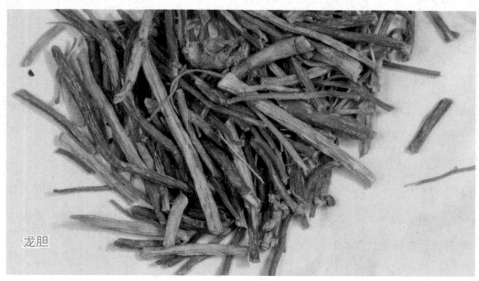

龙胆

附 方

双解散

治便痈，内蕴热毒，外挟寒邪，或交感强固精气，致精血交错，肿结疼痛，大小便秘者，宜用此药通解，更随证调治。

辣桂、大黄（酒拌炒）、白芍药、牵牛（炒，捣）、桃仁（去皮、尖）、泽泻、甘草（炒）、干姜（炮，各五分）

作一剂，水二钟，煎八分，空心服。

补中益气汤（方见溃疡发热）

加减龙胆泻肝汤（方见下疳）

八正散

治积热小便癃闭不通，及一切淋证脉实。

大黄（酒拌炒）、车前子（炒）、瞿麦、扁蓄、山栀仁（炒）、木通、甘草（各一钱）　滑石（布包，二钱）

作一剂，水二钟，煎八分，食前服。

仙方活命饮（方见发背疽）

小柴胡汤（方见瘰疬）

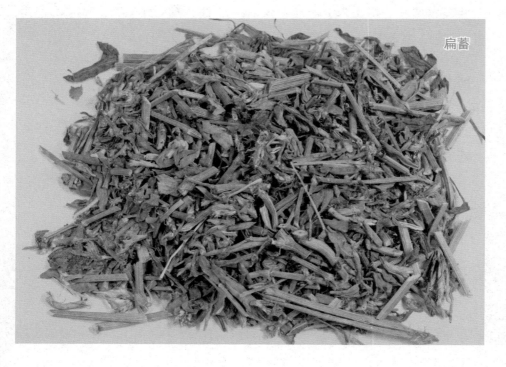

扁蓄

荆防败毒散 （方见溃疡发热）

神效栝楼散 （方见乳痈）

八珍汤 （方见溃疡发热）

豆豉饼 （方见肾痈）

十全大补汤 （方见溃疡发热）

二神丸 （方见作呕）

导水丸

治便痈初起肿痛，及下疳大小便秘，又治杨梅疮初起，湿盛之际，宜先用此丸数服。

大黄（酒拌炒）、黄芩（炒，二钱）黑牵牛末（炒）、滑石（研，各四两）

为末糊丸，梧子大。每服五十丸，临卧，温水下。

桃仁承气汤

治症同玉烛散（方见杖疮）。

玉烛散

治便痈初起，肿痛发热，大小便秘，用此以行散之。

川芎、当归（酒拌）、芍药、生

地黄（酒拌）、芒硝、大黄（煨，各二钱）甘草（炙，五分）

作一剂，水二钟，煎八分，食前服。

托里当归汤

治溃疡气血俱虚，发热及瘰疬流注，乳痈，不问肿溃，但疮疡气血虚而发热者，皆宜服之。久服能收敛疮疡。

当归（酒拌）、黄芪（盐水拌炒）、人参、熟地黄（酒拌）、川芎、芍药（炒，各一钱） 柴胡、甘草（炙，各五分）

作一剂，水二钟，煎八分，食远服。

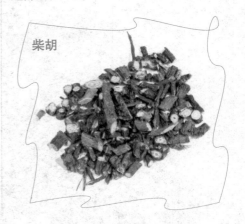

柴胡

152

悬 痛

痛或发热者，清肝解毒。肿痛者，解毒为主。肿痛小便赤涩者，肝经湿热也，宜分利清肝。不作脓或不溃者，气血虚也，宜补之。

一男子患此，焮痛发寒热，以小柴胡汤加制甘草，二剂，少退；又制甘草四剂而消。大抵此不动脏腑，其功甚捷，最宜用之不可忽也。

一男子肿痛，小便赤涩，以加减龙胆泻肝汤加制甘草，二剂稍愈；以参、芪、归、术、黄柏、知母、制甘草，四剂而溃；更加以四物汤、黄柏、知母、参、芪、制甘草而痊。

一男子脓清不敛，内有一核，以十全大补汤加青皮、柴胡、制甘草，更以豆豉饼灸之，核消而敛。

一男子久而不敛，脉大而无力，以十全大补汤加五味子、麦门冬，灸以豆豉饼，月余而愈。

一老人年余不敛，诊其脉，尚有湿热，以龙胆泻肝汤，二剂湿退；乃以托里药，及豆豉饼，灸之而愈。

一男子肿痛发热，以小柴胡汤加黄连、青皮，四剂稍愈，更以加减龙胆泻肝汤而消。

一男子肿痛未作脓，以加减龙胆泻肝汤，二剂少愈；以四物汤加木通、知母、黄柏而消。

一男子脓熟不溃，胀痛，小便不利，急针之，尿脓皆利；更以小柴胡汤加黄柏、白芷、金银地，若一有脓，宜急针之，使毒外发，不致内溃。故前人云：凡疮若不针烙，毒结无从而解，脓瘀无从而泄。又云：宜开户以逐之。今之患者，反谓地部紧要，而不用针，何其相违之远矣！

一男子脓熟不溃，脉数无力，此气血俱虚也，欲治以滋阴益血气之剂，更针之，使脓毒外泄。彼不从，仍用降火散毒药，致元气愈虚，疮势益甚，后溃不敛，竟致不救。夫悬痈之症，原系肝肾二经，阴虚虽一于补，尤恐不治，况脓成而又克伐，不死何俟。常治初起肿痛，或小便赤

上篇·外科发挥 第七卷

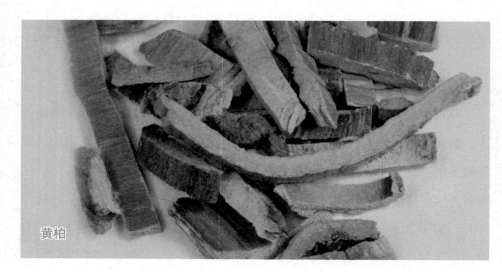
黄柏

涩，先以制甘草一二剂及隔蒜灸，更饮龙胆泻肝汤；若发热肿痛者，以小柴胡汤加车前、黄柏、芎、归；脓已成，即针之；已溃者，用八珍汤加制甘草、柴胡梢、炒黄柏、知母；小便涩而脉有力者，仍用龙胆泻肝汤加制甘草；小便涩而脉无力者，用清心莲子饮加制甘草；脓清不敛者，用大补之剂，间以豆豉饼灸之；久而不敛者，用附子饼灸之，并效。

附　方

小柴胡汤 （方见瘰疬）

制甘草

治悬痈肿痛，或发寒热，不问肿溃，并有神效。

其法：每大甘草一两，切三寸许，用涧水一碗，浸透，慢火灸干，仍投前水浸透，再灸，将碗水灸干为度，锉细，用无灰酒一碗，煎至七分，去渣，空心服。

加减龙胆泻肝汤 （方见下疳）

四物汤 （方见瘰疬）

十全大补汤 （方见溃疡发热）

豆豉饼 （方见臀痈）

隔蒜灸法 （方见发背）

托里消毒散 （方见肿疡）

清心莲子饮 （方见下疳）

八珍汤 （方见溃疡发热）

附子饼 （方见臀痈）

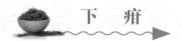

下 疳

肿痛或发热者，肝经湿热也，清肝除湿。肿痛发寒者，邪气传表也，发散之。肿痛，小便赤涩者，肝经热湿滞壅也，疏肝导湿。

一男子患此，肿硬焮痛寒热，先以人参败毒散，二剂而止，更以小柴胡汤，加黄连、青皮，治之而愈。

一男溃而肿痛，小便赤涩，以加减龙胆泻肝汤，加青皮、黄连，二剂少愈；以小柴胡汤，加黄柏、知母、当归、茯苓，数剂而愈。

一男子因劳，茎窍作痒，时出白物，发热口干，以清心莲子饮，治之

而安。

一男子溃而肿痛发热，日晡尤甚，以小柴胡汤加黄连、知母、当归而愈。

一男子已愈，唯茎中一块不散，以小柴胡汤加青皮、荆、防服之；更以荆芥、防风、牛膝、何首乌、滑石、甘草各五钱，煎汤，熏洗，各数剂而消。

一男子茎肿不消。

一男子溃而肿痛发热，小便秘涩，日晡尤甚。

一小儿肿痛，诸药不应，各以小

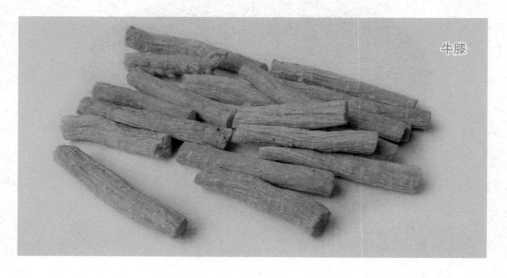

牛膝

柴胡汤，吞芦荟丸数服，并愈。

一男子阴茎或肿，或作痛，或挺纵不收。

一男子张子和曰：遗溺闭癃，阴痿浮痹，精滑白淫，皆男子之疝也，不可妄归之肾冷。若血涸不月，月罢腰膝上热，足躄，嗌干癃闭，少腹有块，或定或移，前阴突出，从阴痔核，皆女子之疝也，但女子不谓之疝，而谓之瘕。

一男子玉茎肿痛，小便如淋，自汗，甚苦，时或虽尿血少许，尺脉洪数，按之则涩，先用清心莲子饮。

洁古云：如自汗小便少，不可以药利之。既已自汗，则津液外亡，小便自少，若利之，则荣卫枯竭，无以制火，烦热愈甚，当俟热退汗止，小便自行也。兼此证乃阳明，经云：大忌利小便。

附 方

小柴胡汤（方见瘰疬）

人参败毒散（方见溃疡发热）

加减龙胆泻肝汤

治肝经湿热，玉茎患疮，或便毒

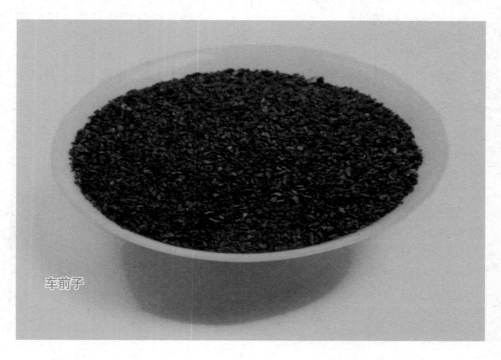

车前子

悬痛肿痛，小便赤涩，或溃烂不愈。又治阴囊肿痛，或溃烂作痛，小便涩滞，或睾丸悬挂。

龙胆草（酒拌炒黄）、泽泻（各一钱）车前子（炒）、木通、生地黄（酒拌）、当归尾（酒拌）、山栀(炒)、黄芩、甘草（各五分）

上作一剂，水二钟，煎八分，食前服。

芦荟丸

治下疳溃烂，或作痛。又治小儿肝积发热，口鼻生疮，及牙龈蚀烂等疮。

胡黄连、黄连、芦荟、木香、白芜荑（炒）、青皮、白雷丸、鹤虱草

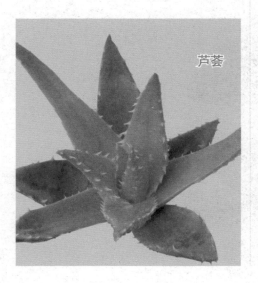

芦荟

（各一两）　麝香（三钱）

肝脉弦长，恚怒不息，三年不愈，诸药不应，服半剂顿退，一剂而痊。

清心莲子饮

治心经蕴热，小便赤涩，或玉茎肿，或茎窍痛，及上盛下虚，心火炎上，口苦咽干，烦躁作渴，又治发热口干，小便白浊，夜则安静，昼则发热。

黄芩（炒）、黄芪（蜜炒）、石莲肉（去心）、赤茯苓、人参（各一钱）　甘草、车前子（炒）、麦门冬（去心）、地骨皮（各五分）

作一剂，水二钟，煎八分，空心并食前服。

滋肾丸

治下焦阴虚，小便涩滞；或脚膝无力，阴汗阴痿；或足热不履地，不渴而小便闭。

黄柏（酒洗，焙）、知母（酒洗，焙，各一两）　肉桂（二钱）

为末，水丸如梧子大。每服百丸，加至二百丸，煎滚汤送下。

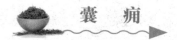

囊痈

肿痛未作脓者，疏肝导湿。肿硬发热者，清肝降火。脓成胀痛者，急针之，更饮清毒之剂。已溃者滋阴托里。脓清不敛者，大补气血。

一男子患此症，肿痛发热，以小柴胡汤加黄连、青皮，四剂少愈；更以加减龙胆泻肝汤而消。

一男子未作脓而肿痛，以加减龙胆泻肝汤，二剂稍愈；更以四物汤加木通、知母、黄柏而愈。

一男子脓熟作胀，致小便不利，令急针之；以小柴胡汤加黄柏、白芷、金银花，四剂少愈；更以托里消毒散，数剂而愈。

一男子阴囊肿，状如水晶，时痛时痒，出水，小腹按之作水声，小便频数，脉迟缓，此醉后便如常，再饮胃苓散，倍用白术、茯苓，更用气针引去积水而瘥。

一男子患而久不敛，以十全大补汤，加五味子、麦门冬，灸以豆豉饼，月余而平。

一弱人肿痛，未成脓，小便赤涩，以制甘草、青皮、木通、黄柏、

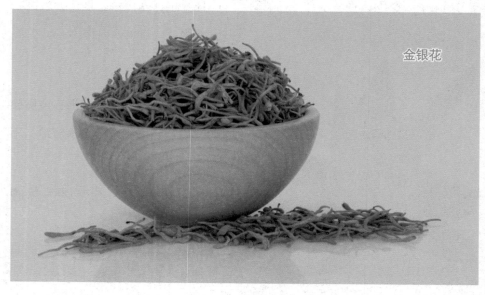

金银花

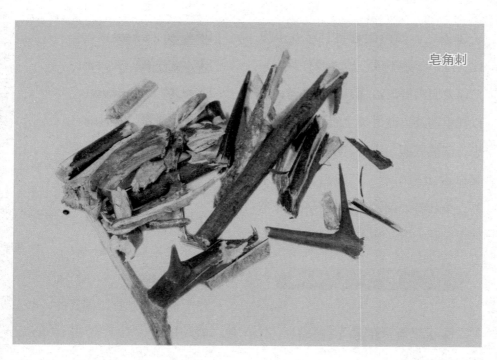
皂角刺

当归、麦门冬，四剂少愈，以清心莲子饮，而消。

一男子㿉肿痛甚，小便涩，发热脉数，以龙胆泻肝汤，倍用车前子、泽泻、木通、茯苓，四也；再用前汤加金银花、白芷、皂角刺，六剂，微肿痛，脉滑数，乃脓已成，令针之，肿痛悉退；投之滋阴托里药，及紫苏末敷之而愈。

一男子病势已甚，脉洪大可畏，用前汤二剂，肿少退；以仙方活命饮，二剂痛少止。诊其脉挂悬。复求治，诊其脉将静，以八珍汤加黄芪、

黄柏、知母、山栀，更敷紫苏末，数日而愈。此证势虽可畏，多得保全，患者勿惧。

一弱人脓熟胀痛，大小便秘，急针之，脓出三碗许，即鼾睡，觉后神思少健，但针迟虽敷解除湿药不可缺。常治肿痛小便秘涩者，用除湿为主，滋阴佐之；肿痛已退便利已和者，除湿滋阴药，相兼治之；欲其成脓，用托里药为主，滋阴佐之；候脓成，即针之，仍用托里滋阴湿毒已尽者，专用托里；如脓清，或多，或敛迟者，用大补之剂，及豆豉饼，或附

子饼灸之。如卢武选封君年五十患此，疮口年余不敛，诊之微有湿热，乃以龙胆泻肝汤治之，湿热悉退；又以托里药及豆豉饼灸之而愈。次年复患，湿热颇盛，仍用前汤四剂而退，又以滋阴药而消。若溃后，虚而不补，少壮者成漏，老弱者不治。脓清作渴，脉大者，亦不治。

附 方

加减龙胆泻肝汤（方见下疳）

小柴胡汤（方见瘰疬）

十全大补汤（方见溃疡发热）

制甘草（方见悬痈）

四物汤（方见瘰疬）

清心莲子饮（方见下疳）

八珍汤（方见溃疡发热）

托里消毒散（方见肿疡）

导水丸（方见便痈）

🌱 胃苓散

猪苓、泽泻、白术、茯苓、苍术、浓朴、陈皮（各一钱）　甘草（炙）、肉桂（各五分）

作一剂，水二钟，姜三片，枣二枚，煎八分服。

仙方活命饮（方见发背）

豆豉饼（方见臀痈）

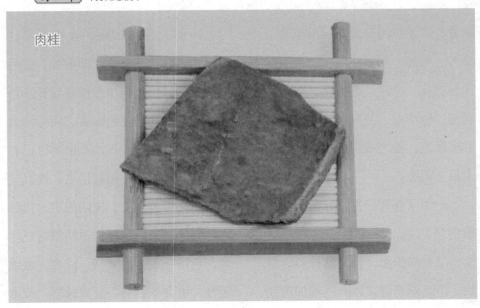

肉桂

痔漏（附便血脱肛）

大便秘涩，或作痛者，润燥除湿。肛门下坠，或作痛者，泻火导湿。下坠肿痛或作痒者，祛风胜湿。肿痛小便涩滞者，清肝导湿。

一男子患痔，大便燥结，焮痛作渴，脉数按之则实，以秦艽苍术汤，二剂少愈；更以四物汤加芩、连、槐花、枳壳，四剂而愈。

一男子素不慎酒色，患痔焮肿，肛门坠痛，兼下血，大便干燥，脉洪大，按之则涩，以当归则经脉横解；或精气脱泄，脉络一虚，酒食之毒，乘虚流注；或淫极，强固精气，遂传大肠，以致木乘火势而毁金；或食浓味过多，必成斯疾。夫受病者，燥气也；为病者，湿热也；宜以泻火和血润燥疏风之剂治之。若破而不愈，即成漏矣。有串臀者，有串阴者，有穿肠者，有秽从疮口而出者，形虽不同，治法颇似。其肠头肿成块者湿热也，作痛者风也，大便燥结者火也，溃而为脓者热胜血也，当各推其所因而治之。

一男子患痔成漏，每登厕，则痛，以秦艽防风汤加条芩、枳壳，四剂而愈，以四物汤加升麻、芩、连、荆防，不复作。

一男子患痔漏，每登厕则肛门下脱作痛，良久方收，以秦艽防风汤，数剂少愈，乃去大黄，加黄芪、川芎、芍药而痛止，更以补中益气汤，二十余剂，后再不脱。

一妇人患痔，肿焮痛甚，以四物汤加芩、连、红花、桃仁、牡丹皮，数剂稍止，又数剂而愈。

一妇人粪后下血，面色萎黄，耳鸣嗜卧，饮食不甘，服凉血药愈甚。诊之右关脉浮而弱，以不应，必因中气虚，不能摄血，非补中升阳之药不能愈，切忌寒凉之剂。亦有伤湿热之食，成肠癖而下脓血者，宜苦寒之剂，以内疏之。脉弦绝涩者难治，滑大柔和者易治。

一男子便血，过劳益甚，饮食

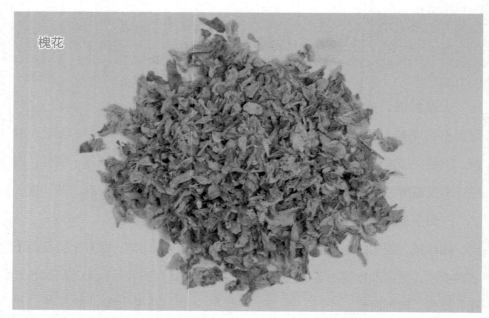
槐花

无味，以六君子汤加黄芪、地黄、地榆，治之而愈。

一男子便血，每春间尤甚，兼腹痛，以除湿和血汤，治之而愈。

一男子素有湿热便血，以槐花散治之而愈。

一男子粪后下血，诸药久不愈，甚危，诊之乃湿热，用黄连丸二服顿止，数剂而痊。

一男子粪后下血，久而不愈，中气不足，以补中益气汤数剂，更以黄连丸数服血止；又服前汤，月余不再作。

一男子脏毒下血，服凉血败毒药，不唯血不能止，且饮食少思，肢体愈倦，脉数，按之则涩归或参苓白术散补之即效。

一男子脏毒下血，脾气素弱，用六君子汤加芎、归、枳壳、地榆、槐花，治之而愈。后因谋究其因而治之。丹溪云：芎归汤一剂，又调血之上品，热加茯苓、槐花；冷加白茯苓、木香，此则自根自本之论也。虽然精气血出于谷气，唯大肠下血，以胃药收功，以四君子汤、参白术散，以枳壳散、小乌沉汤和之，胃气一回，血自循经络矣。肠风者，邪气外入，随感随见；脏毒者，蕴积

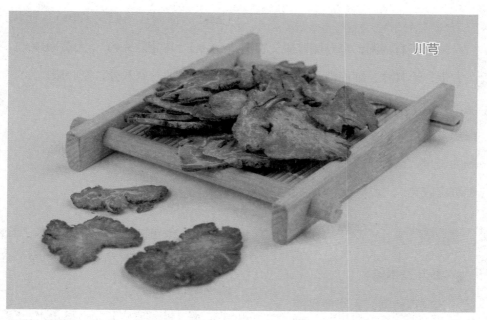

川芎

毒久而始见。又云：人唯坐卧风湿，醉饱房劳，生冷停寒，酒面积热，以致荣血失道，渗入大肠，此肠风脏毒之所作也。挟热下血，清而色鲜，腹中有痛；挟冷下血，浊而色暗，腹内略痛。清则为肠风，浊则为脏毒。有先便而后血者，其来也远；有先血而后便者，其来也近。世俗粪前粪后之说，非也！治法大要：先当解散肠胃风邪，热则败毒散，冷则不换金正气散加川芎、当归，后随其冷热治之。

起居不节，用力过度，则络脉伤，阳络伤则血外溢，血外溢则衄血。阴络伤则不得生。诸方皆谓风热侵于大肠而然，若饮食有节，起居有时，肠胃不虚，邪气从何而入。

一妇人素患痔漏，每因热则下血数滴，以四物汤加黄连，治之即愈。后为大劳疮肿痛，经水后去蒲黄、芩、连，加地骨皮数剂而安。丹溪云：妇人崩中者，由脏腑伤损，冲任二脉，血气俱虚，故也。二脉为脉经之海，血气之行，外循经络卫营脏腑，若气血调适，经下根据时，若劳动过极，脏腑俱伤，冲任之气虚，不能约制其经血，故忽然而下，谓之崩中暴下。治宜大补气血之药，举养脾胃，微加镇坠心火之药治其心，补阴泻阳，则自正矣。

一男子有痔漏，每登厕肛脱，良久方上，诊其脉，细而滑，用补中益气汤，三十余剂，遂不虚者四物汤。血热者凉血，四物汤加黄柏。肺与大肠为表里，故肺脏蕴热，则肛闭结。肺脏虚收矣。

附 方

秦艽苍术汤

治肠风痔漏，大小便秘涩。

秦艽、苍术（米泔水浸，炒）、皂角仁（烧存性）、桃仁（各一钱半） 黄柏（酒制）、泽泻、当归尾（酒拌）、防风（各一钱） 槟榔（五分） 大黄（炒量入）

水二钟，煎八分，空心服。

当归郁李仁汤

治痔漏，大便结硬，大肠下坠出血，若痛，不能忍者。

当归尾（酒拌）、郁李仁、泽泻、生地黄、大黄（煨）、枳壳、苍术、秦艽（各一钱） 麻黄仁（钱半） 皂角（一钱，另研细末）

水二钟，煎八分，入皂角末，空心服。

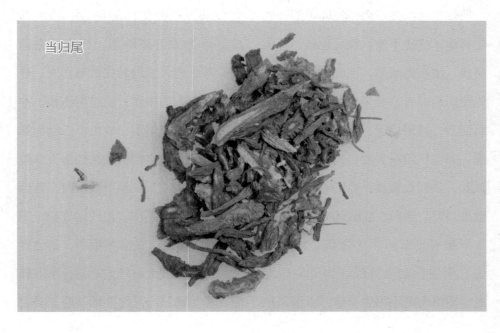

当归尾

麻子仁加减龙胆泻肝汤

治痔疮，小便涩滞，或痔肿痛（方见下疳）。

四物汤 （方见瘰疬）

秦艽防风汤

治痔漏结燥，每次大便作痛。

秦艽、防风、当归（酒拌）、白术（各四钱半） 黄柏、陈皮、柴胡、大黄（煨）、泽泻（各一钱） 桃仁（去皮、尖）、红花、升麻、甘草（各五分）

水煎，空心服。

八珍汤 （方见溃疡发热）

加味四君子汤

治痔漏下血，面色萎黄，心忪耳鸣，脚弱气乏，及一切脾胃虚，口淡，食不知味。又治中气虚不能摄血，致便血不禁。

人参、白术（炒）、茯苓、白扁豆（蒸）、黄芪（炙）、甘草（炙，各等分）

上药为末，每服三钱，白滚汤点服。

四君子汤

治脾胃虚弱，便血不止。

人参、白术（炒）、白茯苓（各一钱） 甘草（炙，五分）

作一剂，水二钟，姜三片，枣一枚，煎八分，食远服。

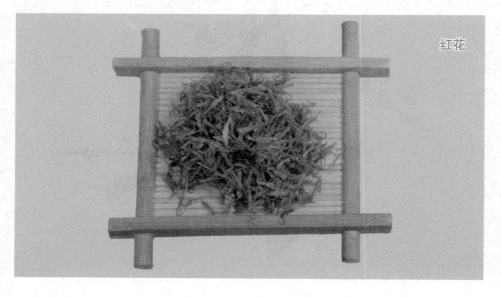

红花

黄连丸

治大肠有热下血。

用黄连、吴茱萸等分，用热汤拌湿，罨三日同炒，拣出，各另为末，亦各米糊丸，梧子大。每服二三钱，粪前红，服茱萸丸，粪后红，服黄连丸，俱酒下。

六君子汤 （方见作呕）

除湿和血汤

治阳明经湿热，便血腹痛。

生地黄、牡丹皮、生甘草（各五分）　熟甘草、黄芪（各一钱，炙）　白芍药（一钱五分）　升麻水（二钟）

煎八分，空心候宿食消尽，热服。

槐花散

治肠风脏毒下血。

槐花（炒）、生地黄（酒拌，铜器蒸半日）、青皮、白术（炒）、荆芥穗（各六分）　川芎（四分，炙）　当归身（酒拌）、升麻（各一钱）

为末，每服三钱，空心米饮调下，水煎服亦可。

补中益气汤 人参败毒散 （二方见溃疡发热）

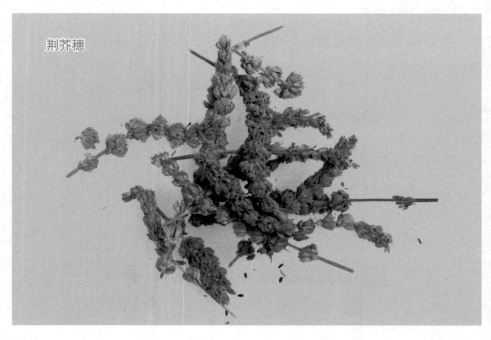
荆芥穗

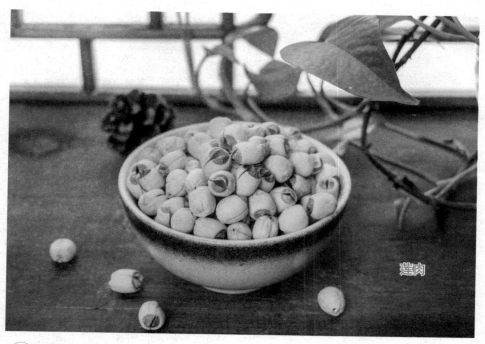

莲肉

参苓白术散

治脾胃不和，饮食不进，或呕吐泄泻。凡大病后，皆宜服此药。

人参、茯苓、白扁豆（去皮，姜汁拌炒）、白术（炒）、莲肉（去心、皮）、砂仁（炒）、薏苡仁（炒）、桔梗（炒）、山药、甘草（炙，各二两）

上药为细末，每服三钱，用石菖蒲煎汤下。

归脾汤

治思虑伤脾，不能统摄，心血以此妄行，或吐血下血，或健忘怔忡，惊悸少寐，或心脾作痛。

白术（炒）、茯神、黄芪（蜜炙）、龙眼肉、酸枣仁（蒸，各一钱）　人参、木香（各五分）　甘草（炙，二分半）

作一剂，水一钟，姜一片，枣一枚，煎六分，食远并临卧服。

小乌沉汤

治气不调和，便血不止。

乌药（一两）　　甘草（炙，二钱）香附（四两，酒制）

每服二钱，食前盐汤下。

不换金正气散（方见作呕）

枳壳散

治便血，或妇人经候不调，手足烦热，夜多盗汗，胸膈不利。

枳壳（麸炒，一钱）　半夏曲、赤芍药（炒，各一钱）　柴胡、黄芩（各一钱五分）

作一剂，水二钟，姜三片，枣二枚，煎八分，食远服。

芎归汤

治便血，或失血过多眩晕。

芎䓖（五钱）　当归（酒拌，五钱）

作一剂，水一钟半，煎六分，食后服。

如神千金方

治痔无有不效。

好信石（色黄明者三钱，打如豆大）　明白矾（一两为末）　好黄丹（水飞，炒变色，五钱）　蝎梢（七个，净洗瓦上焙干，研末）　草乌（紧实光滑者，去皮，生研末，一钱）

上用紫泥罐，先将炭火煅红，放冷拭净；先下明矾烧令沸，次下信石，入矾内拌匀，文武火煅，候沸，再搅匀；次看罐通红烟起为度，将罐掇下，待冷取研末，方入草乌、黄丹、蝎梢三味，再同研极细，入瓷罐内收贮。

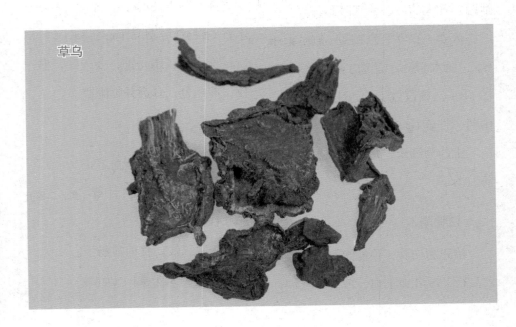

草乌

168

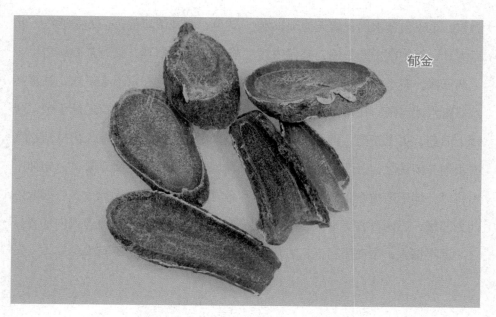

郁金

如欲敷药，先煎甘草汤，或葱椒煎汤，洗净患处，然后用生麻油调前药，以鹅毛扫药痔上，每日敷药三次。之后，必去黄水如胶汁，然痔头渐消，看痔病年深浅，年乃是临安曹五方，黄院荐引为高宗，取痔得效，后封曹官至察使。

李防御五痔方原痔者，贫富男女皆有之。富者酒色财气，贫者担轻负重，饥露早行，皆心肝二血。喜则伤。妇人因经后伤冷，月事伤风，余血在心，经血流于大肠。小儿因利后，或母腹中受热也。

治方于后：

💊 水澄膏

治痔护肉。

郁金、白及（各一两）

一方加黄连。

上二味，为细末。如内痔，候登厕翻出在外，用温汤洗盖药上良久，方用枯药搽痔上，用笔蘸温水于纸上，不令药干及四散。

好白矾（四两）　　生信石（二钱半）
朱砂（一钱，生研极细）

上各研为细末，先用砒入紫泥罐看痔头大小，取矾末在掌中，更入朱砂少许，以唾调稀，用篦头涂痔上周遍，一日三上。候看痔头颜色焦黑为效，至夜自黄水出，切无他疑，水尽为妙，至中夜上药一遍，来日依然上药三次，有小痛不妨。换药时，以碗盛新水或温汤，在痔边用笔轻洗去痔上旧药，更上新药，仍用护肉药，次用荆芥汤洗之，三两日之后，黄水出将尽，却于药中增朱砂减白矾，则药力即缓，三两日方可增减，渐渐取之。庶不惊人，全在用药人，看痔头转色，增减浓薄敷药，方是活法，此药只是借砒信耳，又有朱砂解之。一方士将此二方在京治人多效，致富。一富人因验以百金求得之录于余，余虽未用，传人无不言效，但枯药赵宜真炼师已刊于《青囊杂纂》，如神千金方，未见刊传，大抵今人言能取痔者，皆此方也。恐气血虚或内邪者，还当兼治其内，庶不有失。

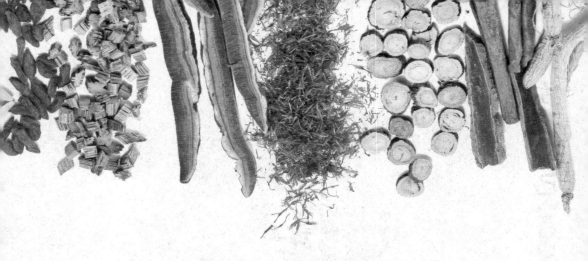

上篇 · 外科发挥

第八卷

 便秘门

脉沉实而秘者，火在内者，宜泄之。脉涩而秘者，属血少，宜养血。脉浮而秘者，属气虚，宜补气。脉浮涩而秘者，气血俱虚也，宜补气血。

一男子患痈，未作脓，焮痛烦躁，便秘脉实，以内疏黄连汤二剂，诸症悉退；以四物加芩、连，四剂而消。

一男子溃后，便涩脉浮，按之则涩，以八珍汤加红花、桃仁、陈皮、杏仁，治之而愈。

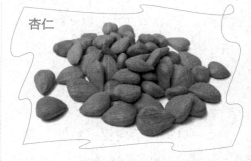
杏仁

一妇人溃后，便秘而脉涩，以四物汤加红花、桃仁、黄芪，治之而愈。

一男子溃后，便秘而脉浮，以四君子汤加陈皮、杏仁、当归，治之而愈。

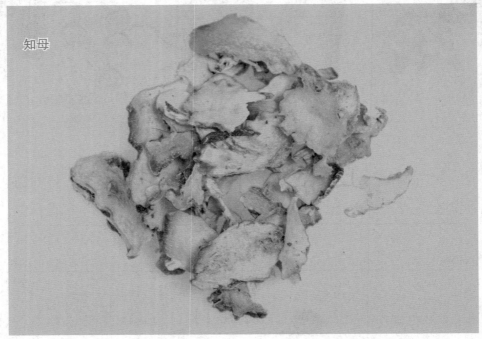

知母

一老人溃后，大便秘，小便赤涩，诊之脉浮数而涩，以八珍汤加黄柏、知母，治之而已。愈，阳火盛，故用前药有效，而向投苦寒之剂，必致有误也。

一男子溃后便涩，肌肤作痒，余以气血虚不能营于腠理，用补剂治之，彼不信，乃服风药，为主。妄投风药，祸在反掌。

附　方

内疏黄连汤 （方见肿疡）

四物汤 （方见瘰疬）

八珍汤 （方见溃疡发热）

四君子汤 （方见痔）

滋肾丸 （方见下疳）

加减八味丸 （方见作渴）

古医薛己 奇方妙治

乳痈 （附乳岩，并男子乳痈）

暴怒或儿口气所吹肿痛者，疏肝行气。焮痛发寒热者，发散表邪。肿焮痛甚者，清肝消。未成脓，疏肝行气。不作脓，或不溃，托里为主。溃而不敛，或脓清者，宜大补气血。

一妇人禀实性躁，怀抱久郁，左乳内结一核不消，按之微痛，以连翘饮子二十余剂，稍退；更以八珍汤加青皮、香附、桔梗、贝母，二十余剂而消。

一妇人因怒，两乳肿，兼头痛、寒热，以人参败毒散，二剂表证已退；以小柴胡汤加芎、归、枳壳、桔梗，四剂而消。

一妇人郁久，右乳内肿硬，以八珍汤加远志、贝母、柴胡、青皮，及隔蒜灸，兼服神效栝楼散，两月余而消。

一妇人左乳内肿如桃，许久不痛，色不变，发热渐消瘦，以八珍汤加香附、远志、青皮、柴药不分经络虚实者，俱难治。大抵此症，四十以外者尤难治，盖因阴血日虚也。

一妇人因怒，左乳内肿痛发热，表散太过，致热益甚，以益气养荣汤数剂，热止脓成，欲针胃经，乳头属厥阴肝经，若忿怒伤肝，或浓味积热，以致气不行，窍不通，乳不出，则结而为肿为痛。阳明之血热甚，则肉腐为脓。若脓一成，即针之，以免遍溃诸囊之患。亦有所乳之子，膈有滞痰，口气焮热，含乳而睡熟，热气所吹，遂成肿痛，于起时须吮咂通，或忍痛揉散，失治必成痈患，宜青皮以疏厥阴之滞，石膏以清阳明之热，甘草节以行污浊之血，栝楼佐之；更隔蒜灸之，其效尤捷。若有脓即针之，否则通溃，难于收敛。

一妇人久郁，右乳内结三核，年余不消，朝寒暮热，饮食不甘，此乳岩也。乃七情所伤肝经饼灸之，喜其谨疾，年余而消。

一妇人亦患此，余谓须多服解郁结养气血药，可保无虞，彼不信，

173

乃服克伐之剂，反大如覆碗，日出清脓，不敛而殁。

一妇人郁久，乳内结核，年余不散，日晡微热，饮食少思，以益气养荣汤治之，彼以为缓，殁。

又一外家，乃放出宫女，乳内结一核如粟，亦以前汤，彼不信，乃服疮科流气饮及败毒散，三痛不痒，人多忽之，最难治疗。若一有此，宜戒七情、远浓味、解郁结，更以行气之药治之，庶可保全，否则不治。亦有二三载，或五六载，凡势下陷者，皆曰乳岩，盖其形岩凸似岩穴也，最毒。慎之！一妇人发热作渴，至夜尤甚，两乳忽肿，服败毒药，热反炽。诊之肝脉洪数，乃热血入室也，以加味小柴胡汤治之，热止肿消。

一妇人因怒，左乳作痛，胸膈不利，以方脉流气饮加木香、青皮，四剂而愈。

一妇人郁久，左乳内结核如杏许，三月不消，心脉涩而脾脉大，按之无力，以八珍汤加贝母、远志、香附、柴胡、青皮、桔梗，五十余剂而溃；又三十余剂而愈。

一妇人脓成，不溃胀痛，余欲针之，使毒不侵遍。彼不从，又数日痛极，始针，涌出败脓三之，否则遍溃诸囊矣，少壮者得以收敛，老弱者多致不救。

一妇人肿而不作脓，以益气养荣汤加香附、青皮，数剂而脓成，针之旬日而愈。

一妇人右乳肿，发热，怠惰嗜卧，无气以动，至夜热亦甚，以补中益气汤兼逍遥散治之而痊。

一妇人两乳内时常作痛，口内常辣，卧起若急，脐下牵痛，以小柴胡汤加青皮、黄连、山栀，治之而痊。

一产妇因乳少，服药通之，致乳房肿胀发热作渴，状伤寒，以玉露散补之而愈。夫乳汁乃气所乳之子，亦弱而多病，此自然之理。亦有屡产有乳，再产却无，或大便涩滞，乃亡津液也。《三因论》云：产妇乳脉不行有二，有血气盛，闭而不行者；有血气弱，涩而不行者。虚当补之，盛当疏之，盛者当用通草、漏芦、土瓜根辈；虚者当用炼成钟乳粉、猪蹄、鲫

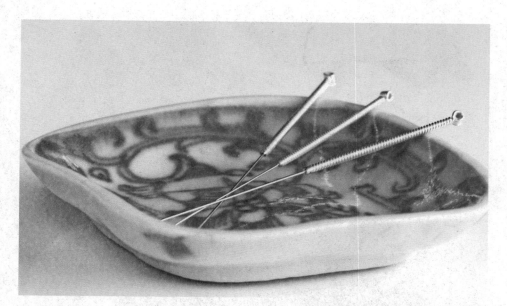

鱼之属。概可见矣。亦有乳出不止等症，见《外科心法》。

一男子左乳肿硬痛甚，以仙方活命饮二剂而止；更以十宣散加青皮，四剂脓成，针之而愈。

时针之，不致大溃。如出不利，更纤搜脓化毒之药。若脓血未尽，辄用生肌之剂，反助邪气，纵早合必再发，不可不慎也。

一男子年逾五十，患子不立事，左乳肿痛，左胁胀痛，肝脉弦数而涩，先以龙荟丸二服，诸解郁结。彼不从，乃杂用流气败毒之剂，致便秘发热作渴，复请，余

谓："脓成不溃，阳气虚不能鼓舞也，便秘发热，阴血竭不能濡润也。"辞不治，果死。

一男子因怒，左乳肿痛，肝脉弦数，以复元通气散，二服少愈；以小柴胡汤加青皮、芎、归，数剂而消。

附 方

连翘饮子

治乳内结核。服数剂，如不消，宜兼服八珍汤。初起有表证者，宜先解散。

连翘、川芎、栝楼仁（研）、皂

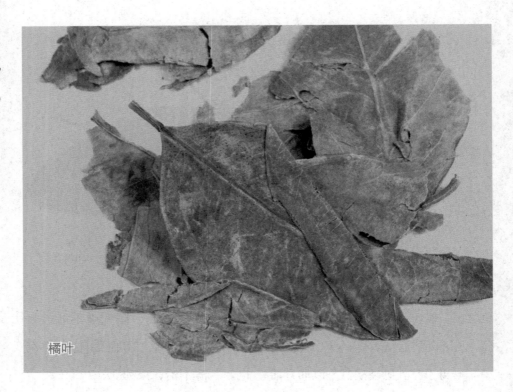

橘叶

角刺（炒）、橘叶、青皮、甘草节、桃仁（各一钱半）

作一剂，水二钟，煎一钟，食远服。

人参败毒散 （方见溃疡发热）

复元通气散

治乳痈便毒肿痛，及一切气滞肿毒，如打扑伤损闪朒作痛，及疝气尤效。

木香、茴香（炒）、青皮（去白）、

陈皮、白芷、甘草、漏芦、贝母（去心，各等分）

另为末，各等分和匀。每服三钱，温酒调下。

八珍汤 （方见溃疡发热）

隔蒜灸法 （方见发背）

神效栝楼散

治乳痈乳劳，已成化脓为水，未成即消。治乳之方甚多，独此方神效，瘰疬疮毒尤效。

栝楼（大者二个，捣）　甘草、当归（各五钱）　没药（另研）、乳香（各一钱，另研）

作二剂，以补气血之剂，兼服之。

木香饼

治一切气滞结肿，或痛或闪肭，及风寒所伤作痛，并效。

木香（五钱）　生地黄（一两）

木香为末，地黄杵膏，和匀，量患处大小做饼，置肿处，以热熨斗熨之。

玉露散

治产后乳脉不行，身体壮热，头目昏痛，大便涩滞。

人参、白茯苓、甘草（各五分）桔梗（炒）、川芎、白芷（各一钱）　当归（五分）　芍药（七分）

作一剂，水二钟，煎至八分，食后服。如热甚，大便秘，加大黄三分（炒）。

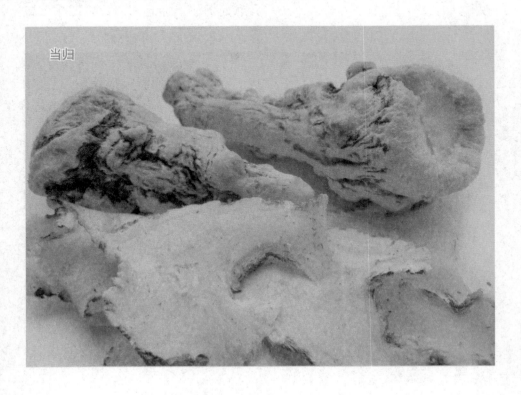

当归

妇人血风疮（附阴疮、阴肿、阴挺）

脉浮者祛风为主，益气佐之。脉涩者祛风为主，佐以养血。脉浮而涩者，祛风养气血。

一妇人患此作痒，五心烦热，以逍遥散数剂而止，更以人参荆芥散，二十余剂而愈。

一妇人遍身作痒，秋冬尤甚，脉浮数，饮消风散、敷蛇床子散，数日顿愈。

一妇人遍身赤色，搔破成疮，脓出不止，以当归饮子及蛇床子散而愈。

一老妇遍身作痒，午前益甚，以四君子汤加荆、防、芎、归而愈。

一妇人因洗头致头皮患肿兼痒，以人参荆芥散数剂而愈。

一妇人作痒成疮，虽敛久，而患处仍痒，搔起白屑，以四生散数

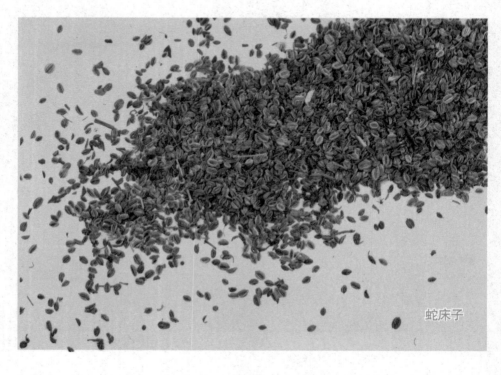

蛇床子

服，痒止；以人参荆芥散，二十余剂而愈。

附　方

蛇床子散

治风癣疥癞搔痒，脓水淋漓。

蛇床子、独活、苦参、防风、荆芥穗（各一两）　枯矾、铜绿（各五钱）

各另为末，麻油调搽。

四君子汤（方见痔漏）

人参荆芥散（方见疮疥）

逍遥散（方见瘰疬）

四生散

治妇人阴户生疮，作痒，或痛。

杏仁（炒）、雄黄、白矾（各五钱）麝香（二分）

上为末，敷入患处。

当归散

治妇人阴中突出一物，长五六寸，名阴挺。

当归、黄芩（各二两）　牡蛎（一两五钱）　猬皮（一两，炙）　赤芍药（五钱）

上药为末，每服二钱，食前温酒调下，滚汤亦可。如不应，更以补中

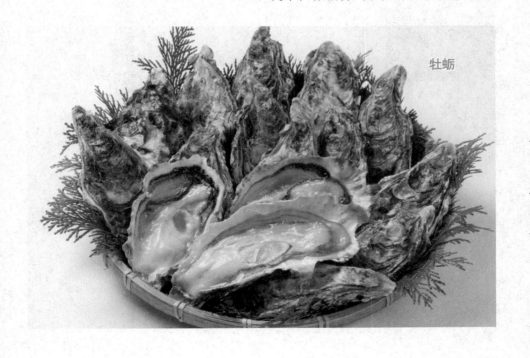

牡蛎

益气汤，倍加升麻、柴胡兼服之。又方，当归、蒲黄(炒)各半两，辰砂一钱，麝香少许为末，每服三钱，酒调下，尤效。

🌿 菖蒲散

治妇人阴户肿痛，月水涩滞。

菖蒲、当归(各一钱)　秦艽(七钱五分)　吴茱萸(五钱，制)

上药为末，每服三钱，空心葱汤调下；更以枳实炒热，频熨患处。

治阴内脓水淋漓，或痒痛，以升麻、白芷、黄连、木通、当归、川芎、白术、茯苓煎服。更用塌肿汤浴流。

🌿 塌肿汤

治妇人阴户生疮，或痒痛，或脓水淋漓。

甘草、干漆(各三钱)　生地黄、黄芩、当归、川芎(各二钱)　鳖甲(五钱，炙)

作一剂，用水数碗，煎数沸，去渣，常洗患处。

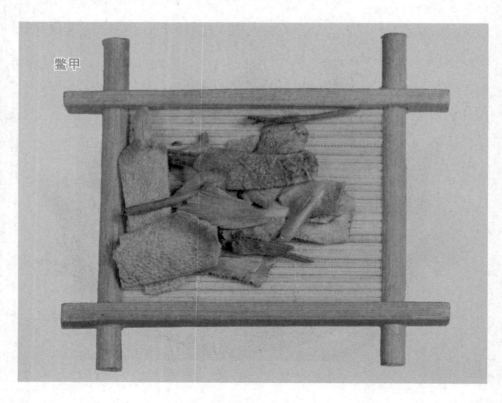

鳖甲

疮疥

疮痒或脓水浸淫者，消风除湿。痒痛无脓者，祛风润燥。焮痛或发寒热者，表散之。瘙痒或热。

一妇人患此作痒，脓水不止，脉浮无力，以消风散，四剂稍愈；更以四生丸，月余而平。

一男子痒少痛多无脓水，以芩、连、荆、防、山栀、薄荷、芍药、归身，治之而愈。

一男子焮痛发热，脉浮数，以人参败毒散，四剂稍愈；更以当归饮子，数剂而愈。

一男子焮痛，寒热便秘，脉数有力，以防风通圣散，一剂稍愈；更以荆防败毒散，加黄芩、山栀，四剂而愈。

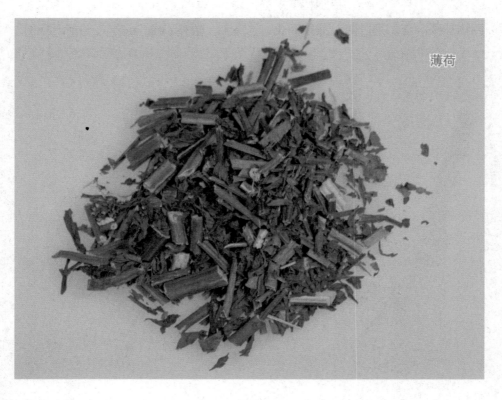

薄荷

上篇·外科发挥 第八卷

一妇人作痒，午后尤甚，以当归饮子，数剂少愈；更以人参荆芥散，数剂而安。

一男子久不愈，搔起白屑，耳作蝉声，以四生散，数服痒止，更以当归饮子，数剂而瘥。

一男子下体居多焮痛，日晡尤甚，腿腕筋紫而胀，就于紫处刺去瘀血；以四物汤加芩、连，四剂而安。患在上体，若臂腕筋紫胀，亦宜刺去其血，以前汤加柴胡、黄芩，即愈。

一男子搔痒成疮，日晡痛甚，以四物加芩、连、荆、防，数剂而止，更以四物加蒺藜、何首乌、黄芪，二十剂而愈。

附 方

消风散

治风热瘾疹瘙痒，及妇人血风瘙痒，或头皮肿痒，或诸风上攻，头目昏眩，项背拘急，鼻出清水，嚏喷声重，耳作蝉鸣。

荆芥穗、甘草（炒，各一两）　陈皮（焙，五钱）　人参、白僵蚕（炒）、茯苓、防风、川芎、藿香、蝉蜕（各二两）　浓朴（姜制，五钱）　羌活（一两）

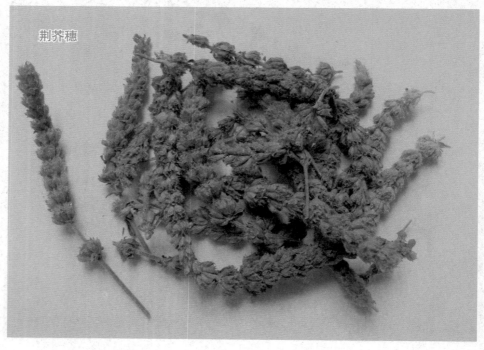
荆芥穗

各另为末，每服三钱，清茶调下。疮癣温酒下。

人参败毒散 （方见溃疡发热）

防风通圣散 （方见天泡疮）

当归饮子

治血燥作痒，及风热疮疥瘙痒或作痛。

当归 （酒拌）、川芎、白芍药、生地黄 （酒拌）、防风、白蒺藜、荆芥 （各一钱五分） 何首乌、黄芪、甘草 （各五分）

作一剂，水二钟，煎八分，食远服。

四生散

治腿生疮，浸淫不愈，类风癣，名肾脏风。疮如上攻，则目昏花，视物不明，并一切风癣疥癞。

白附子 （生用）、黄芪、独活、蒺藜

各另研为末，等分和匀，每服二钱，用猪腰子一个，劈开入药，湿纸包裹煨热，空心连腰子细嚼，盐汤下，风癣酒下。

四生丸

治血风骨节疼痛，不能举动，或行步不前，或浑身瘙痒，或

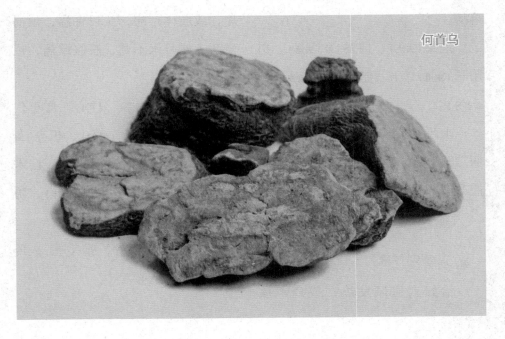

何首乌

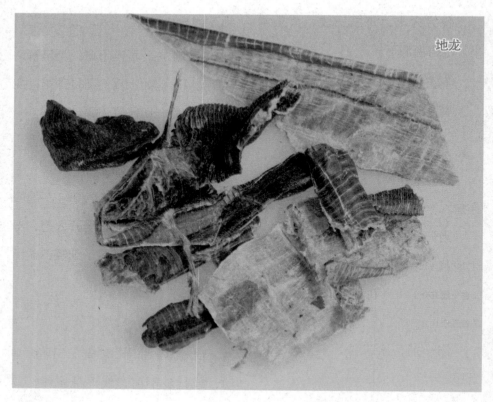

地龙

麻痹。

地龙（去土）、僵蚕（炒，去丝）、白附子（生用）、五灵脂、草乌（去皮、尖，各等分）

上药为末，米糊丸，梧子大，每服二三十丸，茶酒任下；或作末酒调服亦可。

荆防败毒散 （方见溃疡发热）

人参荆芥散

治妇人血风发热，或疮毒瘙痒，或肢体疼痛，头目昏涩，烦渴盗汗，或月水不调，脐腹㽲痛，疢癖积块。

荆芥穗、人参、桂心、酸枣仁（炒）、柴胡、鳖甲（醋炙）、枳壳（麸炒）、生地黄（酒拌）、羚羊角、白术（炒，各一钱）　川芎、当归（酒拌）、防风、甘草（炙，各五分）

水二钟，姜三片，煎八分，入羚角末，食远服。

杖疮 （附坠马并破伤风及犬蛇虫伤）

胸满或胁胀宜行血。老弱者宜行气活血，更饮酒。腹痛者宜下血。血去多而烦躁者补血，如不应用独参汤。瘀肉不溃，或溃而不敛，宜大补气血。

一男子杖疮，瘀肉不腐，以大补之剂渐腐，更以托里健脾药而敛。

一男子坠马，两胁作痛，以复元活血汤，二剂顿止；更以小柴胡汤，加当归、桃仁，二剂而安。

一男子坠马，腹作痛，以桃仁承气汤，加苏木、红花下之，顿愈；更以四物汤，加天花粉、柴胡，二剂而愈。

一男子损臂，出血过多，又下之，致烦热不止，瘀肉不腐，以圣愈

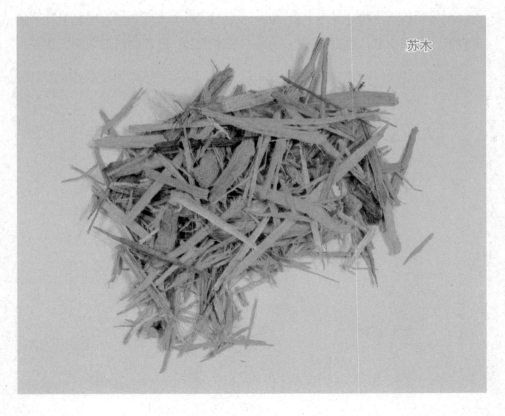

苏木

汤，四剂少安；以八珍汤此证，须分所患轻重，有无瘀血，及元气虚实，不可概下。盖恐有伤气血，难以溃敛，常治先以酒饮之，或加红花、苏木，其功甚捷。若概用攻利之剂，鲜不有误。凡疮愈之迟速，在血气之虚实故也。

一老人坠马，腹作痛，以复元通气散，进二服少愈；更以四物，加柴胡、桃仁、红花，四剂而安。

一男子风入杖疮，牙关紧急，以玉真散，一服少愈，再服而安。

一男子跌仆，皮肤不破，两胁作胀，发热口干自汗，类风证，下主，恶血必归于肝，不问何经之伤，必留于胁下，盖肝主血故也。痛甚则必有自汗，但人汗出，皆为风证，诸痛皆属于肝木，况败血凝滞，从其所属入于肝也。从高坠下，逆其所行之血气，非肝而何？以破血行经药治之。

一男子被犬伤，痛甚恶心，令急吮去毒血，隔蒜灸患处，数壮痛即止；更贴太乙膏，服玉真散而愈。

一男子青肿作痛，以萝卜汁调栀子末敷之；以四物汤加柴胡、黄芩、

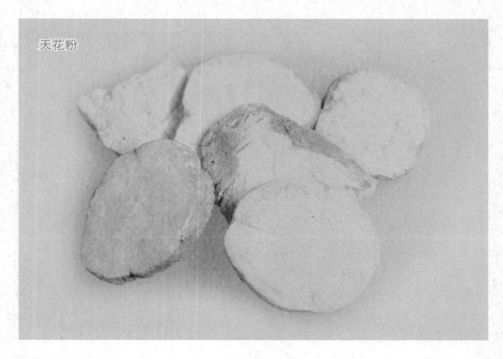

天花粉

天花粉，二剂少愈；更以托里散加生地黄、柴胡、红花，数剂而溃；再以托里、健脾药而愈。

一男子风犬所伤，牙关紧急，不省人事，急针患处出毒血；更隔蒜灸，良久而醒，用太乙膏进汤药。

《针灸经》云：外丘穴，治犬，即风犬所伤，发寒热，速灸三壮，更灸患处，立愈。

春末夏初，狂犬日以后灸一壮，百日乃止。忌酒七日，捣并汁饮一二盏。

又方治狂犬伤，令人吮去恶血，灸百壮神效。

治蛇入七窍，急以艾灸蛇尾。又法以刀破蛇尾，少许入花椒七粒，蛇自出，即用雄黄、朱砂。方用独头大蒜，切片置患处，以入于蒜上灸之，每三壮换蒜，多灸为妙。

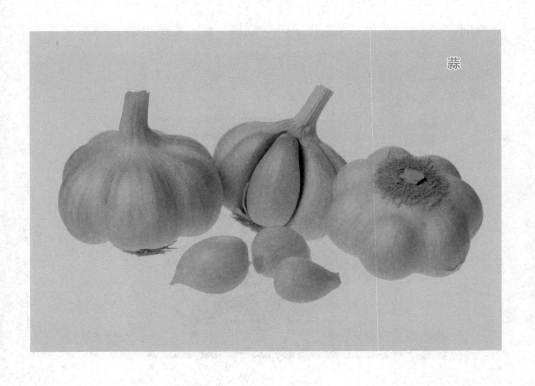

蒜

《内经》云：肝脉搏坚而长，色不青，当病堕。若搏因血在胁下，令人呕逆。

《金匮》云：寸口脉浮微而涩，然当亡血，若汗出。设不汗出者，当身有疮被刀斧所伤，亡血故也。

《脉经》云：金疮出血太多，其脉虚细者生，数实者死。金疮出血，脉沉小者生，浮大者死，小弱者死。破伤有瘀血在内，脉坚强实则生，虚小弱者死。若亡血过多，脉细小者生，浮大数实者死，皆为脉病不相应故也。一妇人臀痈将愈，患破伤风，发热搐搦，脉浮数，余以当归地黄汤治之。彼不信，乃服发散败毒药，果甚，始信而服之，至数剂而痊。夫破伤风之症，须分表里别虚实，不可一

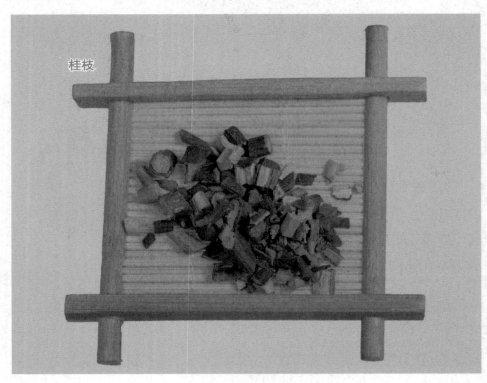

桂枝

概治之。

《原病式》云：夫破伤中风之由者，因疮热甚郁结，而荣卫不得宣通，怫热因之遍身，故多白痂，是时疮口闭塞，气难通泄，热甚则生风，不已则表传于里者也。但有风热微甚，兼化，故殊异矣。大凡破伤中风，风热燥甚，怫郁在表，而里气尚平者，善伸数欠，筋脉拘急，时或恶寒，或筋惕而搐，脉浮数而弦者，宜以辛热治风之药，开冲结滞；是与伤寒表热，怫郁，而以麻黄汤辛热发散者同也。凡用辛热开冲风热结滞，宜以寒药佐之则良，免致药虽中病而风热转甚也。如治伤寒发热，用麻黄、桂枝，加黄芩、石膏、知母之类是也。若世以甘草、滑石、葱、豉寒药，发散甚妙。若表不已，渐伤入里，里又未大甚，而脉在肌肉者，宜以退风热开结滞之寒药调之，或微加治风，辛热亦得，犹伤寒在半表半里，而以小柴和解之意也。若里热已

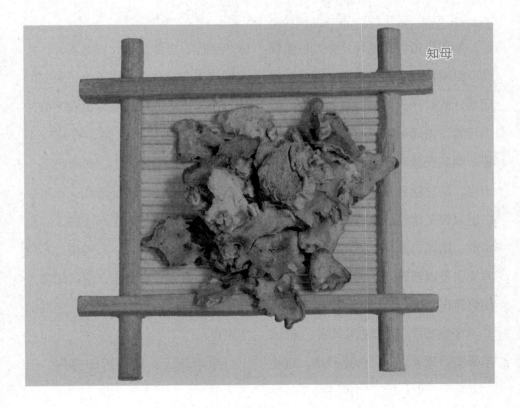

知母

上篇·外科发挥 第八卷

189

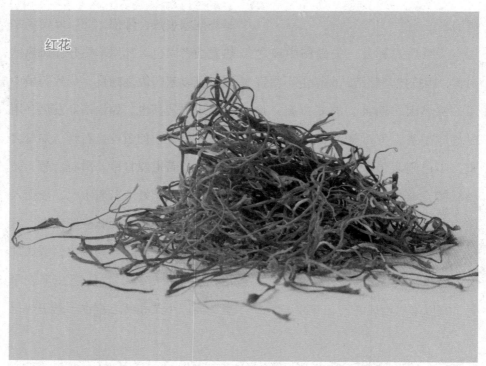

红花

甚，而舌强口噤，项背反张，惊搐惕搦，涎唾稠黏，胸腹满塞，而或便溺闭结，或时汗出，脉洪数而弦也。然出汗者，由风热郁甚于里，而表热稍罢，则腠理疏泄，而心火热甚，故汗出也，法宜除风散结，寒药下之，后以退风热开郁结之寒药调之，而热退结散，则风自愈矣。凡治此，亦宜按摩导引及以药干开牙关，勿令口噤，使粥药得下也。

《病机》云：破伤风者，有因卒暴伤损风袭之间，传播经络，致使寒热更作，身体反张，口噤不开，甚者邪气入脏。有因诸疮不瘥，荣卫俱虚，肌肉不生，疮眼不合，邪亦能外入于疮，为破伤风之候。有诸疮不瘥，举世皆言着灸为上，是为热疮，而不知火热客毒，遂经诸变，不可胜数。微则发热，甚则生风而搐，或角弓反张，口噤目斜，亦有破伤，不灸而病，此者因疮着白痂，疮口闭塞，气难通泄，故阳热易为郁结，热甚则生风也。

徐用诚云：此论所因有四，一

190

者因疮口入风，似属外因；一者因灸逐热，似属不内外因；一者因疮口闭塞，内热生风，似属内因也。又云：破伤风证，古方药甚论少，岂非以此疾，与中风同论，故不另立条目也。唯河间论与伤寒表里中三法同治，用药甚详。其言病因，有因外伤于风；有因灸及内热所作者，然与中风相似也。但中风之人，尚可淹延岁月，而破伤风者犯之，多致不救。盖中风在经在脏在腑之异，独入脏者最难治。破伤风，或始而出血过多，或疮早闭合，瘀血停滞，俱是血，受病属五脏之所主，故此风所伤，始虽在表，随即必传入脏，故多死也。此病或疮口坦露，不避风寒而有所伤，或疮口闭合，密避风邪而及，病已十分安全，而忽有此，大抵皆由内气虚，而有郁热者得之。若内气壮实，而无郁热者，虽伤而无所害也。

附 方

八珍汤（方见溃疡发热）

六君子汤（方见作呕）

🌱 复元活血汤

治坠堕，或打扑瘀血，流于胁下作痛，或小腹作痛，或痞闷，及便毒，初起肿痛。

柴胡（一钱五分） 天花粉、当归（酒拌，各一钱） 红花、甘草（各七分）

饭前服。

小柴胡汤 四物汤（二方见瘰疬）
复元通气散（方见乳痈）

🌱 桃仁承气汤

治伤损瘀血停滞，腹作痛，发热，或发狂，或便毒壅肿，疼痛便秘发热，并宜用此通之。

桃仁（五十粒，去皮、尖，研） 桂枝、芒硝、甘草（炙，各一钱） 大黄（一钱）

作一剂，水二钟，煎一钟，空心服。

🌱 玉真散

（一名定风散）

治破伤风重者，牙关紧急，腰背反张，并蛇犬所伤。

天南星、防风（各等分）

上药为末。每服二钱，温酒调下，更搽患处。若牙关紧急，腰背反张者。若治风犬咬伤，更用漱口水，洗净搽之，神效。

隔蒜灸法（方见发背）

太乙膏（方见肠痈）

托里散（方见肿疡）

解毒散

治一切毒蛇恶虫并兽所伤，重者毒入腹，则眼黑口噤，手足强直。此药平易，不伤气血，大有神效，不可以为易而忽之。

白矾（一两）　甘草末（一两）

为细末。每服二钱，不拘时，冷水调下，更敷患处。

圣愈汤

治疮疡，脓水出多，或疮出血，心烦不安，眠睡不宁，或五心烦热。

地黄（酒拌，蒸半日）、生地黄（酒拌）、川芎、人参（各五钱）　当归（酒拌）、黄芪（盐水浸，炒，各一钱）

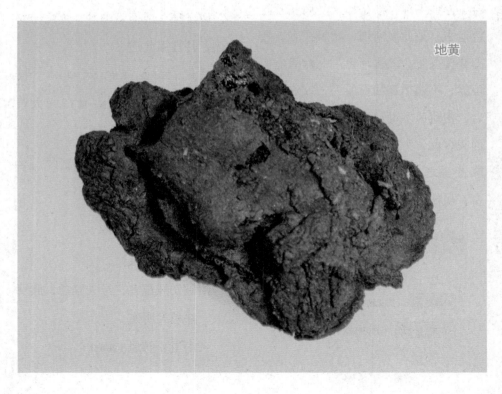

地黄

192

作一剂，水二钟，煎八分，食
远服。

独参汤

治溃疡气血虚极，恶寒或发热，
或失血之证，葛可久血脱用补气，即
此方也。

人参（二两）

作一剂，水二钟，枣十枚，煎
一钟，徐徐服。若煎至稠浓，即为
膏矣。

当归地黄汤

治破伤风，气血俱虚，发热头
痛，此养气血祛风邪，不拘新旧，并
治之。

当归（酒拌）、地黄（酒拌）、芍
药、川芎、藁本、防风、白芷（各一
钱） 细辛（五分）

作一剂，水二钟，煎一钟服。

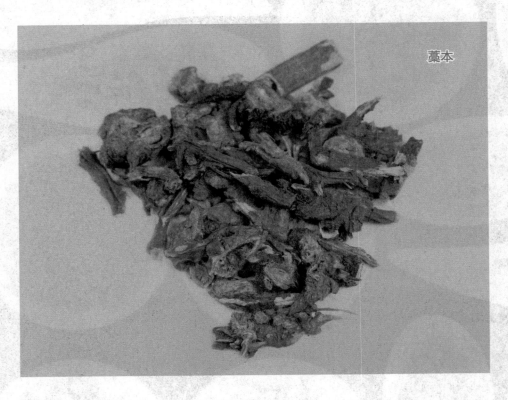

藁本

上篇·外科发挥 第八卷

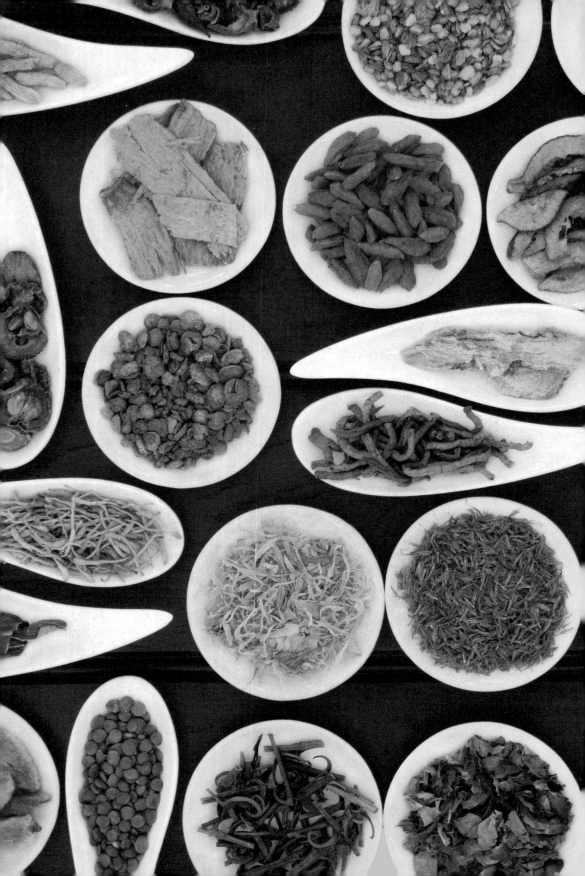

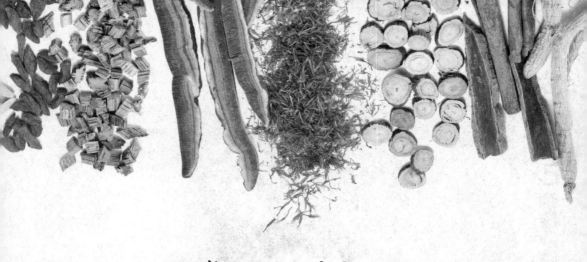

下篇·内科摘要

第一卷

 一、元气亏损内伤外感等症

车驾王用之，卒中昏愦，口眼㖞斜，痰气上涌，咽喉有声，六脉沉伏，此真气虚而风邪所乘，以三生饮一两，加人参一两，煎服即苏。若遗尿手撒，口开鼾睡为不治，用前药亦有得生者。夫前饮乃行经络治寒痰之药，有斩关夺旗之功，每服必用人参两许驾驱其邪而补助真气，否则无益，适足以取败矣！观先哲用芪附、参附等汤，其义可见。

州判蒋大用，形体魁伟，中满吐痰，劳则头晕，所服皆清痰理气。余

曰：中满者，脾气亏损也；痰盛者，脾气不能运也；头晕者，脾气不能升也；指麻者，脾气不能周也。遂以补中益气加茯苓、半夏以补脾土，用八味地黄以补土母而愈。后惑于《乾坤生意方》云：凡人手指麻软，三年后有中风之疾，可服搜风、天麻二丸以预防之。乃朝饵暮服，以致大便不禁，饮食不进而殁。愚谓预防之理，当养气血，节饮食，戒七情，远帏幕可也。若服前丸以预防，适所以招风取中也。

195

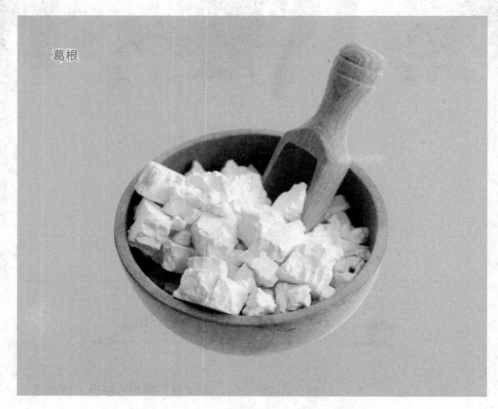
葛根

　　一男子，卒中，口眼㖞斜，不能言语，遇风寒四肢拘急，脉浮而紧，此手足阳明经虚，风寒所乘，用秦艽升麻汤治之，稍愈，乃以补中益气加山栀而痊。若舌喑不能言，足痿不能行，属肾气虚弱，名曰痱症，宜用地黄饮子治之。然此症皆由将息失宜，肾水不足，而心火暴盛，痰滞于胸也。轻者自苏，重者或死。

　　一男子，体肥善饮，舌本硬强，语言不清，口眼㖞斜，痰气涌盛，肢体不遂。余以为脾虚湿热，用六君加煨葛根、山栀、神曲而痊。

　　吾师金宪高如斋，自大同回，谓余曰：吾成风病矣，两腿逸则痿软而无力，劳则作痛如针刺，脉洪数而有力。余告之曰：此肝肾阴虚火盛，而致痿软无力，真病之形，作痛如锥，邪火之象也。用壮水益肾之剂而愈。先生曰：向寓宦邸，皆以为风，恨无医药，若服风剂，岂其然哉，乃吾之幸也。窃谓前症，往往以为风疾，彻

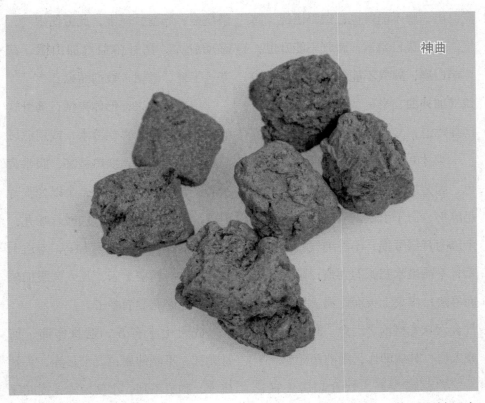

神曲

用发散，而促其危者多矣。

大尹刘孟春，素有痰，两臂作麻，两目流泪，服祛风化痰药，痰愈甚，臂反痛，不能伸，手指俱挛。余曰：麻属气盛，因前药而复伤肝，火盛而筋挛耳。况风自火出，当补脾肺，滋肾水，则风自息，热自退，痰自清。遂用六味地黄丸、补中益气汤，不三月而痊。

一儒者，素勤苦，恶风寒，鼻塞流清涕，寒禁嚏喷。余曰：此脾肺气虚不能实腠理。彼不信，服祛风之药，肢体麻倦，痰涎自出，殊类中风。余曰：此因风剂耗散元气，阴火乘其土位。遂以补中益气加麦门、五味治之而愈。

外舅，年六十余，素善饮，两臂作痛，恪服祛风治痿之药，更加麻木发热，体软痰涌，腿膝拘痛，口噤语涩，头目晕重，口角流涎，身如虫行，搔起白屑，始信。谓余曰：何也？余曰：臂麻体软，脾无用也；痰涎自出，脾不能摄也；口斜语涩，脾气伤也；头目晕重，脾气不能升也；痒起白屑，脾气不能营也。遂用补中益气加神曲、半夏、茯苓三十余剂，诸症悉退，又用参术煎膏治之而愈。

秀才刘允功，形体魁伟，不慎酒色，因劳怒头晕仆地，痰涎上涌，手足麻痹，口干引饮，六脉洪数而虚。余以为肾经亏损，不能纳气归源而头晕；不能摄水归源而为痰；阳气虚热而麻痹；虚火上炎而作渴。用补中益气合六味丸料治之而愈。其后或劳役或入房，其病即作，用前药随愈。

宪幕顾斐斋，饮食起居失宜，左半身并乎不遂，汗出神昏，痰涎上涌。王竹西用参大补之剂，汗止而神思渐清，颇能步履。后不守禁，左腿自膝至足肿胀甚大，重坠如石，痛不能忍，其痰甚多，肝脾肾脉洪大而数，重按则软涩。余朝用补中益气加黄柏、知母、麦门、五味煎送地黄丸，晚用地黄丸料加黄柏、知母数剂，诸症悉退。但自弛禁，不能痊愈耳。

庠生陈时用，素勤苦，因劳怒口斜痰盛，脉滑数而虚，此劳伤中气，怒动肝火，用补中益气加山栀、茯苓、半夏、桔梗，数剂而愈。

锦衣杨永兴，形体丰浓，筋骨软痛，痰盛作渴，喜饮冷水，或用愈风汤、天麻丸等药，痰热益甚，服牛黄清心丸，更加肢体麻痹，余以为脾肾俱虚，用补中益气汤、加减八味丸，三月余而痊。以后连生七子，寿逾七旬。《外科精要》云：凡人久服加减八味丸，必肥健而多子。

先母七十有五，遍身作痛，筋骨尤甚，不能伸屈，口干目赤，头晕痰壅，胸膈不利，小便短赤，夜间殊甚，遍身作痒如虫行。用六味地黄丸料加山栀、柴胡治之，诸症悉愈。

一男子时疮愈后，遍身作痛。服愈风丹，半身不遂，痰涎上涌，夜间痛甚。余作风客淫气治，以地黄丸而愈。

一老人，两臂不遂，语言謇涩。服祛风之药，筋挛骨痛。此风药亏损肝血，益增其病也。余用八珍汤补其气血，用地黄丸补其肾水，佐以愈风丹而愈。

一妇人，因怒吐痰，胸满作痛，服四物、二陈、芩、连、枳壳之类不应。更加祛风之剂，半身不遂，筋渐挛缩，四肢痿软，日晡益甚，内热口干，形体倦怠。余以为郁怒伤脾肝，气血复损而然。遂用逍遥散、补中益气汤、六味地黄丸调治。喜其谨疾，年余悉愈，形体康健。

一妇人，脾胃虚弱，饮食素少，忽痰涌气喘，头摇目札，手扬足掷，难以候脉，视其面色，黄中见青，此肝木乘脾土，用六君加柴胡、升麻治之而苏，更以补中益气加半夏调理而痊。

一妇人，怀抱郁结，筋挛骨痛，喉间似有一核，服乌药顺气散等药，口眼歪斜，臂难伸举，痰涎愈甚，内热晡热，食少体倦，余以为郁火伤脾血燥生风所致，用加味归脾汤二十余剂，形体渐健，饮食渐加，又服加味逍遥散十余剂，痰热少退，喉核少利，更用升阳益胃汤数剂，诸症渐

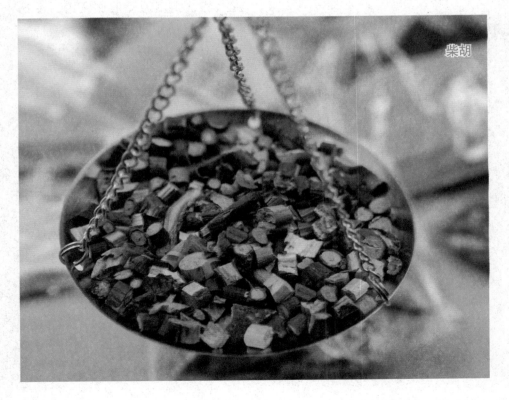

柴胡

下篇·内科摘要 第一卷

愈，但臂不能伸，此肝经血少，用地黄丸而愈。

一产妇，筋挛臂软，肌肉掣动，此气血俱虚而有热，用十全大补汤而痊。其后因怒而复作，用加味逍遥散而愈。

一产妇，两手麻木，服愈风丹、天麻丸，遍身皆麻，神思倦怠，晡热作渴，自汗盗汗，此气血俱虚，用十全大补加炮姜数剂，诸症悉退，却去炮姜又数剂而愈。但有内热，用加味

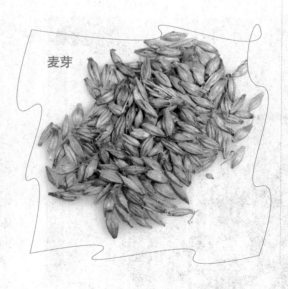

麦芽

逍遥散数剂而痊。

一男子，善饮，舌本强硬，语言不清。余曰：此脾虚湿热，当用补中益气加神曲、麦芽、干葛、泽泻治之。

一妇人，善怒，舌本强，手臂麻。余曰：舌本属土，被木克制故耳，当用六君加柴胡、芍药治之。

一男子，舌下牵强，手大指次指不仁，或大便秘结，或皮肤赤晕。余曰：大肠之脉散舌下，此大肠血虚风热，当用逍遥散加槐角、秦艽治之。

一男子，足痿软，日晡热。余曰：此足三阴虚，当用六味、滋肾二丸补之。

一妇人，腿足无力，劳则倦怠。余曰：四肢者土也，此属脾虚，当用补中益气及还少丹主之。俱不从余言，各执搜风、天麻二丸并愈风丹而殒。

二、饮食劳倦亏损元气等症

进士王汝和，因劳役失于调养，忽然昏愦，此元气虚火妄动，挟痰而作，用参、芪各五钱，芎、归各三钱，玄参、柴胡、山栀、炙甘草各一钱，服之稍定。察其形倦甚，又以十全大补汤加五味、麦门治之而安。凡人元气素弱，或因起居失宜，或因饮食劳倦，或因用心太过，致遗精白浊，自汗盗汗；或内热、晡热、潮热发热；或口干作渴，喉痛舌裂；或胸乳膨胀，胁肋作痛；或头颈肘痛，眩

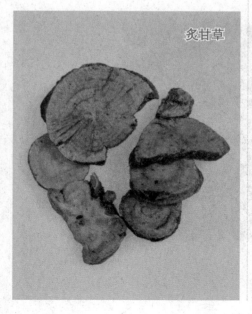

炙甘草

晕目花；或心神不宁，寤而不寐；或小便赤涩，茎中作痛；或便溺余滴，脐腹阴冷；或形容不充，肢体畏寒；或鼻气急促；或更有一切热证；皆是无根虚火，但服前汤固其根本，诸症自息，若攻其风热则误矣。

光禄高署丞，脾胃素虚，因饮食劳倦，腹痛胸痞，误用大黄等药下之，谵语烦躁，头痛喘汗吐泻频频，时或昏愦，脉大而无伦次，用六君子加炮姜四剂而安。但倦怠少食，口干发热，六脉浮数。欲用泻火之药。余曰：不时发热，是无火也；脉浮大，是血虚也；脉虚浮，是气虚也。此因胃虚五脏亏损，虚证发见。服补胃之剂，诸症悉退。

大尹徐克明，因饮食失宜，日晡发热，口干体倦，小便赤涩，两腿酸痛，余用补中益气汤治之。彼知医自用四物、黄柏、知母之剂，反头眩目赤、耳鸣唇燥，寒热痰涌，大便热痛，小便赤涩；又用四物、芩、连、

枳实之类，胸膈痞满，饮食少思，汗出如水；再用二陈、芩、连、黄柏、知母、麦门、五味，言语谵妄，两手举拂，屡治反甚；复求余，用参、芪各五钱，归、术各三钱，远志、茯神、酸枣仁、炙草各一钱，服之熟睡良久，四剂稍安；又用八珍汤调补而愈。

夫阴虚乃脾虚也，脾为至阴，因脾虚而致前症，盖脾禀于胃，故用甘温之剂以生发胃中元气，而除大热。胡乃反用苦寒，复伤脾血耶。若前证果属肾经阴虚，亦因肾经阳虚不能生

阴耳。经云：无阳则阴无以生，无阴则阳无以化。又云：虚则补其母，当用补中益气、六味地黄以补其母，尤不宜用苦寒之药。世以脾虚误为肾虚，辄用黄柏、知母之类，反伤胃中生气，害人多矣。

大凡足三阴虚，多因饮食劳役，以致肾不能生肝，肝不能生火而害脾土，不能滋化，但补脾土，则金旺水生，木得平而自相生矣。

一男子，每遇劳役，食少胸痞，发热头痛，吐痰作渴，脉浮大。余曰：此脾胃血虚病也，脾属土，为至

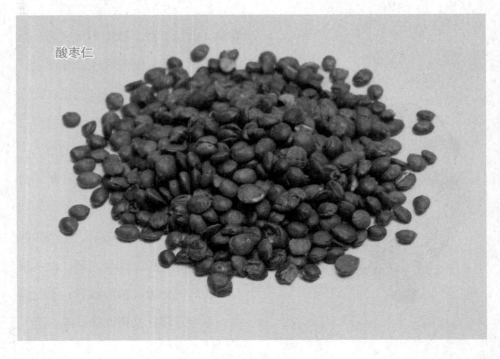

酸枣仁

阴而生血，故曰阴虚。彼不信，服二陈、黄连、枳实、浓朴之类，诸症益甚；又服四物、黄柏、知母、麦门，更腹痛作呕，脉洪数而无伦次。余先用六君加炮姜，痛呕渐愈；又用补中益气痊愈。

秀才刘贯卿，劳役失宜，饮食失节，肢体倦怠，发热作渴，头痛恶寒，误用人参败毒散，痰喘昏愦，扬手掷足，胸间发斑，如蚊所呐。余用补中益气加姜、桂、麦门、五味，补之而愈。

黄武选，饮食劳倦，发热恶寒，或用解表之药益甚，再剂昏愦，胸发黑斑。脉洪数而无力，余欲用补中益气之剂，不从而殁。

一儒者，素勤苦，因饮食失节，大便下血，或赤或黯，半载之后，非便血则盗汗，非恶寒则发热，血汗二药用之无效，六脉浮大，心脾则涩，此思伤心脾，不能摄血归源。然血即汗，汗即血。其色赤黯，便血盗汗，皆火之升降微甚耳；恶寒发热，气血俱虚也。乃午前用归脾加麦门、五味以补心脾之血，收耗散之液，不两癸卯春人日，余在下堡顾氏会间，有儒

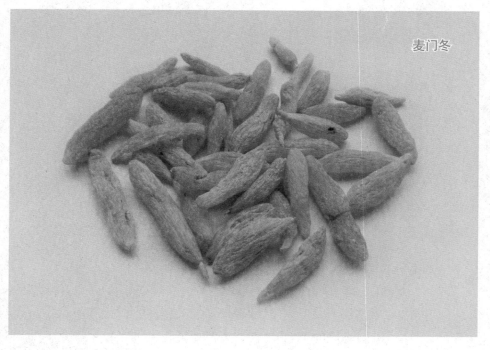

麦门冬

者许梅村云：余亲马生者，发热烦渴，时或头痛，昨服发散药，反加喘急，腹痛，其汗如水，昼夜谵语。余意此劳伤元气，误汗所致，其腹必喜手按。许往询之，果然。遂与十全大补加附子一钱，服之熟睡，唤而不醒，举家惊惶；及觉，诸症顿退，再剂而痊。

凡人饮食劳役起居失宜，见一切火症，悉属内真寒而外假热，故肚腹喜暖，口畏冷物，此乃形气病气俱属不足，法当纯补元气为善。

一儒者，日晡两目紧涩不能瞻视，此元气下陷，用补中益气倍加参、芪，数剂痊愈。

一男子，患症同前，服黄柏、知母之类，目疾益甚，更加便血，此脾气虚不能统血，肝气虚不能藏血，用补中益气、六味地黄以补肝脾生肾水，诸症渐愈。

一男子，饮食劳倦，而发寒热，右手麻木，或误以为疔毒，敷服皆寒凉败毒，肿胀重坠，面色萎黄，肢体倦怠，六脉浮大，按之如无，此脾胃之气虚也。询之果是销银匠，因热手入水梅银寒凝隧道，前药益伤元气故

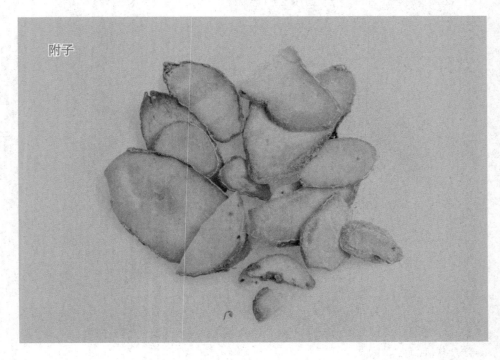

附子

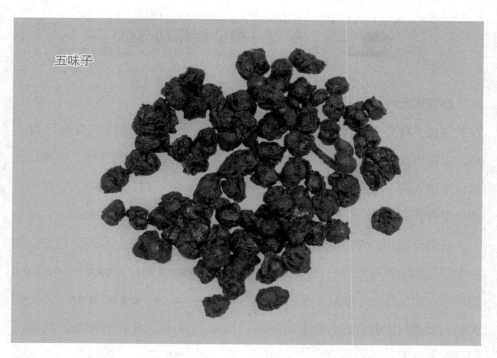
五味子

耳。遂用补中益气及温和之药煎渍汤手而愈。

一儒者,修左足伤其大指甲少许,不见血,不作痛,形体如故。后因饮食劳倦,足重坠微肿痛,或昼睡或夜寐,其足如故,误服败毒之剂,寒热肿痛。盖脾起于大指,此是脾气虚弱下陷,用十全大补汤而愈。

余素性爱坐观书,久则倦怠,必服补中益气加麦门、五味、酒炒黑黄柏少许,方觉精神清妥,否则夜间少寐,足内酸热,若再良久不寐,腿内亦然,且兼腿内筋似有抽缩意,致两腿左右频移,辗转不安,必至倦极方寐,此劳伤元气,阴火乘虚下注。

丁酉五十一岁,齿缝中有如物塞,作胀不安,甚则口舌有疮然,日晡益甚,若睡良久,或服前药始安。至辛丑时五十有五,昼间齿缝中作胀,服补中益气一剂,夜间得寐。至壬寅有内艰之变,日间虽服前剂,夜间齿缝亦胀,每至午前诸齿并肢体方得稍健,午后仍胀,观此,可知血气日衰,治法不同。

三、脾胃亏损心腹作痛等症

唐仪部胸内作痛，月余腹亦痛，左关弦长，右关弦紧，此脾虚肝邪所乘，以补中益气加半夏、木香二剂而愈，又用六君子汤二剂而安。此面色黄中见青。

仪部李北川，常患腹痛，每治以补中益气加山栀即愈。一日因怒，肚腹作痛，胸胁作胀，呕吐不食，肝脉弦紧，此脾气虚弱，肝火所乘，仍用前汤吞左金丸，一服而愈。此面色黄中见青兼赤。

太守朱阳山，因怒腹痛作泻，或两胁作胀，或胸乳作痛，或寒热往来，或小便不利，饮食不入，呕吐痰涎，神思不清，此肝木乘脾土。用小柴胡加山栀、炮姜、茯苓、陈皮、制黄连（**制黄连即黄连、吴茱萸等分，用热水拌湿罨二三日，同炒焦，取连用，后仿此**），一剂而愈。阳山之内，素善怒，胸膈不利，吐痰甚多，吞酸嗳腐，饮食少

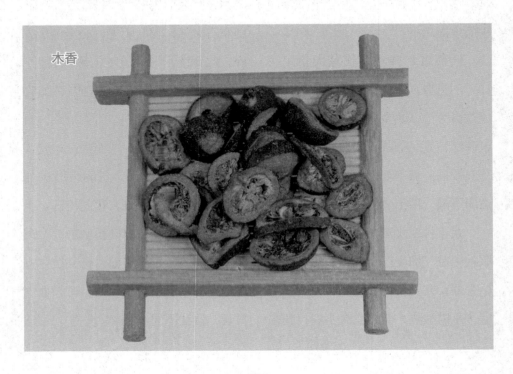

木香

206

思，手足发热，十余年矣。所服非芩、连、枳实，必槟、苏、浓朴。左关弦洪，右关弦数。此属肝火血燥，木乘土位。朝用六味地黄丸以滋养肝木，夕用六君加当归、芍药以调补脾土，不月而愈。癸卯夏患背疽，证属虚寒，用大温补之药而愈。乙巳夏，因大怒，吞酸嗳腐，胸腹胀满。余以他往旬日，或用二陈、石膏治之，吐涎如涌，外热如灼，将用滚痰丸下之，余到诊之，脉洪大按之如无。余曰：此乃脾胃亏损而发热，脾弱而涎泛出也。余用六君加姜、桂一钟即

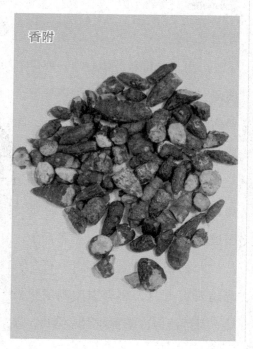

香附

睡，觉而诸症如失，又数剂而康。

儒者沈尼文，内停饮食，外感风寒，头痛发热，恶心腹痛，就治敝止。余用人参养胃，加芎、芷、曲、柏、香附、桔梗一剂而愈。次日抵家，前病仍作，腹痛请治。以手重按，痛即止。此客寒乘虚而作也，乃以香砂六君加木香、炮姜，服之睡觉，痛减六七，去二香再服，饮食少进，又加黄芪、当归，少佐升麻而愈。

府庠徐道夫母，胃脘当心痛剧，右寸关俱无，左虽有，微而似绝，手足厥冷，病势危笃，察其色眼胞上下青黯，此脾虚肝木所胜。用参、术、茯苓、陈皮、甘草补其中气，用木香和胃气以行肝气；用吴茱萸散脾胃之寒，止心腹之痛。急与一剂，俟滚先服，煎熟再进。诸病悉愈。

向使泥其痛无补法，而反用攻伐之药，祸不旋踵。一妇人怀抱郁结，不时心腹作痛，年余不愈，诸药不应，余用归脾加炒山栀而愈。

谭侍御，但头痛即吐清水，不拘冬夏，吃姜便止，已三年矣。余作中气虚寒，用六君加当归、黄、木香、炮姜而瘥。

一儒者，四时喜极热饮食，或吞酸嗳腐，或大便不实，足指缝湿痒。此脾气虚寒下陷，用六君加姜、桂治之而愈。稍为失宜，诸疾仍作。用前药加附子钱许，数剂不再发。

一男子，形体倦怠，饮食适可，足指缝湿痒，行坐久则重坠。此脾胃气虚而下陷。用补中益气加茯苓、半夏而愈。

一男子，食少胸满，手足逆冷，饮食畏寒，发热吐痰，时欲作呕，自用清气化痰及二陈、枳实之类，胸腹膨胀，呕吐痰食，小便淋漓，又用四苓、连、柏、知母、车前，小便不利，诸病益甚。余曰：此脾胃虚寒无火之症，故食入不消而反出。遂用八味丸补火以生土，用补中益气加姜、桂培养中宫，生

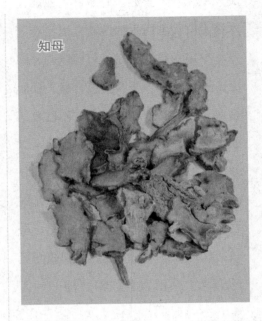

知母

发阳气寻愈。

一男子，每劳肢体时痛，或用清痰理气之剂，不劳常痛，加以导湿，臂痛漫肿，形体倦怠，内热盗汗，脉浮大按之微细，此阳气虚寒，用补中益气加附子一钱、人参五钱，肿痛悉愈，又以十全大补百余剂而康。彼计服过人参一十三斤，姜、附各斤余。

大雅云：家母，年四十有二，嘉靖壬寅七月，患脾虚中满痰嗽发热，又因湿面冷茶吞酸呕吐绝食，误

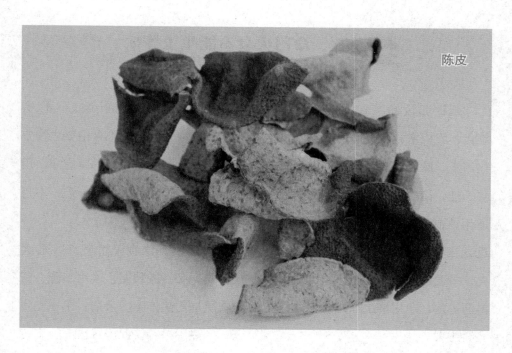
陈皮

服芩、连、青皮等药，益加寒热，口干流涎不收，且作渴，闻食则呕数日矣。迎先生视之曰：脾主涎，此脾虚不能约制，故涎自出也，欲用人参安胃散。惑于众论，以为胃经实火宿食，治之病日增剧，忽思冬瓜，食如指甲一块，顿发呕吐酸水不止，仍服前药愈剧，复邀先生视之，则神脱脉绝濒死矣，唯目睛尚动，先生曰：寒淫于内，治以辛热，然药不能下矣，急用盐附子炒热熨脐腹，以散寒回阳；又以口气补接母口之气；又以附子做饼，热贴脐间，时许神气少苏，以参、术、附子为末，仍以是药加陈皮煎膏为丸如粟米大，入五七粒于口，随津液咽下，即不呕，二日后加至十余粒，诸病少退，甘涎不止，五日后渐服煎剂一二匙，胃气少复，乃思粥饮，后投以参、术等药温补脾胃，五十余剂而愈。

大雅敢述病状之奇，长洲镬潭沈大雅顿首拜书。

廷评张汝翰，胸膈作痞，饮食难化，服枳术丸，久而形体消瘦，发热口干，脉浮大而微，用补中益气加姜、桂，诸症悉退。唯见脾胃虚寒，遂用八味丸补命门火，不月而饮食进，三月而形体充。此症若不用前丸，多变腹胀喘促，腿足浮肿，小便淋沥等症，急用济生加减肾气丸，亦有得生者。

一儒者，虽盛暑喜燃火，四肢常欲沸汤渍之，面赤吐痰，一似实火，吐甚宿食亦出，唯食椒姜之物方快。余谓食入反出，乃脾胃虚寒，用八味丸及十全大补加炮姜渐愈，不月平复。

一妇人，饮食无过碗许，非大便不实，必吞酸嗳腐，或用二陈、黄连，更加内热作呕。余谓：东垣先生云，邪热不杀谷，此脾胃虚弱，末传寒中。以六君加炮姜、木香，数剂胃

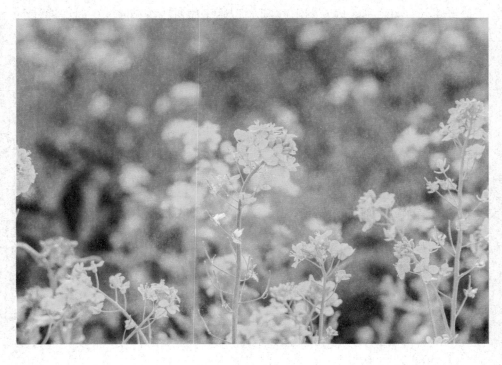

气渐复，饮食渐进。又以补中益气加炮姜、木香、茯苓、半夏数剂痊愈。后怒饮食顿少，元气顿怯，更加发热，诚似实火，脉洪大而虚，两尺如无，用益气汤八味丸两月，诸症悉愈。

佐云：向因失足，划然有声，坐立久则左足麻木，虽夏月足寒如冰。嘉靖己亥夏月，因醉睡觉而饮水，复睡，遂觉右腹痞结，以手摩之，腹间沥漉有声，热摩则气泄而止，每每加剧，饮食稍多则作痛泻，求治于医，令服枳术丸固守勿效。甲辰岁，求治于立斋先生，诊之，喟然叹曰：此非脾胃病，乃命门火衰不能生土，土虚寒使之然也，若专主脾胃，误矣，可服八味丸则愈。

予亦敬服，果验。盖八味丸有附子，医家罔敢轻用，夫附子斩关夺旗，回生起死，非良将莫能用，立斋先生今之武侯也。家贫不能报德，故序此以记治验。嘉靖甲辰十二月望后二日，杉墩介庵朱佐顿首拜书。

光禄邝子泾，面白神劳，食少难化，所服皆二陈、山栀、枳实之类，形体日瘦，饮食日减。余谓此脾土虚

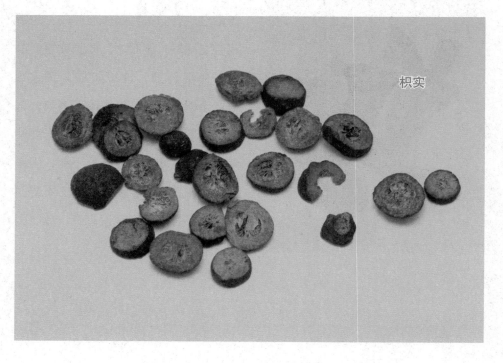

枳实

寒之症，法当补土之母。彼不信，乃径补土，以致不起。

罗工部，仲夏腹恶寒而外恶热，鼻吸气而腹觉冷，体畏风而恶寒，脉大而虚微，每次进热粥瓯许，必兼食生姜瓯许，离火食腹内即冷。余曰：热之不热，是无火也，当用八味丸壮火之源，以消阴翳。彼反服四物、玄参之类而殁。

工部陈禅亭，发热有痰，服二陈、黄连、枳壳之类，病益甚，甲

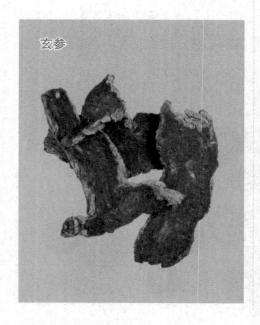

玄参

辰季冬请治，其脉左尺微细，右关浮大，重按微弱。余曰：此命门火衰，不能生土而脾病，当补火以生土，或可愈也。不悟，仍服前药，脾土愈弱，至乙巳闰正月，病已革。复邀治，右寸脉平脱，此土不能生金，生气绝于内矣，辞不治。经云：虚则补其母，实则泻其子。凡病在子，当补其母，况病在母而属不足，反泻其子，不死何俟？辛丑年，余在嘉兴屠渐山第，有林二守，不时昏愦，请余治之，谵语不绝，脉洪大，按之如无，此阳虚之症也，当用参附汤治之。有原医者扬喜而迎曰：先得我心之同然，遂服之，即静睡觉而进食，午后再剂，神思如故，其脉顿敛。余返后，又诈云用附子多矣，吾以黄连解之，阴仍用参附汤。窃观仲景先生治伤寒，云：桂枝下咽，阳盛乃毙；硝黄入胃，阴盛乃亡。不辨而自明矣。吾恐前言致误患者，故表而出之。

六、肾虚火不归经发热等症

大尹沈用之，不时发热，日饮冰水数碗，寒药二剂，热、渴益甚，形体日瘦，尺脉洪大而数，时或无力。王太仆曰：热之不热，责其无火；寒之不寒，责其无水。又云：倏热往来，是无火也；时作时止，是无水也。法当补肾，用加减八味丸，不月而愈。

通安桥顾大有父，年七十有九，仲冬将出，少外家入房，致头痛发热，眩晕，喘急，痰涎壅盛，小便频数，口干引饮，遍舌生刺，缩敛如荔枝然，下唇黑裂，面目俱赤，烦躁不寐，或时喉间如烟火上冲，急饮凉茶少解，已濒于死。脉洪大而无伦，且有力，扪其身，烙手，此肾经虚火游行于外，投以十全大补加山茱萸、泽泻、丹皮、山药、麦门、五味、附子。一钟熟寐良久，脉症各减三四，再与八味丸，服之诸症悉退，后畏冷物而痊。

下堡顾仁成，年六十有一，痢

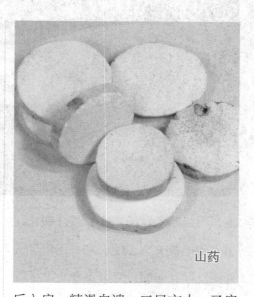

山药

后入房，精滑自遗，二日方止。又房劳感寒，怒气遂发寒热，右胁痛连心胸，腹痞，自汗、盗汗如雨，四肢厥冷，睡中惊悸，或觉上升如浮，或觉下陷如堕，遂致废寝，或用补药二剂，益甚，脉浮大洪数，按之微细，此属无火虚热，急与十全大补加山药、山茱萸、丹皮、附子。一剂诸症顿愈而痊。此等元气百无一二。（二顾是父子也）。

一儒者，口干，发热，小便频浊，大便秘结，盗汗，梦遗，遂致废

213

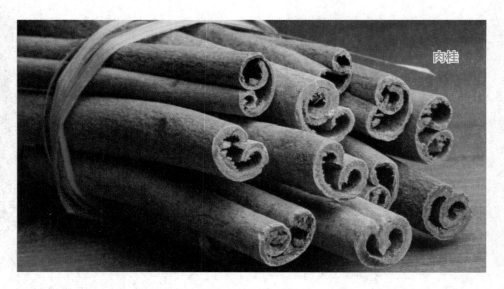

肉桂

寝，用当归六黄汤二剂，盗汗顿止，用六味地黄丸，二便调和，用十全大补汤及前丸兼服，月余悉愈。

州同韩用之，年四十有六，时仲夏，色欲过度，烦热作渴，饮水不绝，小便淋沥，大便秘结，唾痰如涌，面目俱赤，满舌生刺，两唇燥裂，遍身发热，或时如芒刺而无定处，两足心如烙，以冰折之作痛，脉洪而无伦，此肾阴虚，阳无所附而发于外，非火也。盖大热而甚，寒之不寒是无水也。当峻补其阴，遂以加减八味丸料一斤，内肉桂一两，以水顿煎六碗，冰冷与饮，半晌已用大半，睡觉而食温粥一碗，复睡至晚，乃以

前药温饮一碗，乃睡至晓，食热粥二碗，诸症悉退。翌日畏寒，足冷至膝，诸症仍至，或以为伤寒。余曰：非也，大寒而甚，热之不热，是无火也。阳气亦虚矣，急以八味丸一剂服之稍缓，四剂诸症复退。大便至十三日不通，以猪胆导之，诸症复作，急用十全大补汤数剂方应。

举人陈履贤，色欲过度，丁酉孟冬发热无时，饮水不绝，遗精不止，小便淋沥。或用四物、芩、连之类，前症益甚，更加痰涎上涌，口舌生疮。服二陈、黄柏、知母之类，胸膈不利，饮食少思。更加枳壳、香附，肚腹作胀，大便不实，脉浮大按之微

细。余朝用四君为主，佐以熟地、当归，夕用加减八味丸，更以附子唾津调搽涌泉穴，渐愈。后用十全大补汤，其大便不通，小腹作胀，此直肠干涩，令猪胆通之，形体殊倦，痰热顿增，急用独参汤而安，再用前药而愈。但劳发热无时，其脉浮洪，余谓其当慎起居，否则难治。彼以余言为迂，至乙巳夏复作，乃服四物、黄柏、知母而殁。

吴江晚生沈察，顿首云云：仆年二十有六，所禀虚弱，兼之劳心，癸巳春发热吐痰，甲午冬为甚，其热时起于小腹，吐痰而无定时，治者谓脾经湿痰郁火，用芩、连、枳实、二陈，或专主心火，用三黄丸之类，至乙未冬其热多起足心，亦无定时，吐痰不绝，或遍身如芒刺然。

治者又以为阴火生痰，用四物、二陈、黄柏、知母之类，俱无验，丙申夏，痰热愈甚，盗汗，作渴。果属痰火耶？阴虚耶？乞高明裁示云云。余曰：此症乃肾经亏损，火不归经，当壮水之主，以镇阳光。乃就诊于余，果尺脉洪大，余却虚浮，遂用补中益气及六味地黄而愈。后不守禁，其脉复作，余谓火令可忧，当慎调摄，会试且缓，但彼忽略，至戊戌夏，果殁于京。

大司马王浚川，呕吐宿滞，脐腹痛甚，手足俱冷，脉微细，用附子理中丸一服益甚，脉浮大按之而细，用参附汤一剂顿愈。

赵吏部文卿，患吐不止，吐出皆酸味，气口脉大于人迎二三倍，速予投剂。予曰：此食郁上，宜吐，不须用药，乃候。其吐清水无酸气，寸脉渐减，足脉渐复。翌早吐止，至午脉俱平复，勿药自安。后抚陕右过苏，顾访倾盖清谈，浓过于昔，且念余在林下，频以言慰之。

一儒者，面色萎黄，胸膈不利，吞酸嗳腐，恪服理气化痰之药，大便不实，食少体倦，此脾胃虚寒，用六君加炮姜、木香渐愈，兼用四神丸而元气复。此症若中气虚弱者，用人参理中汤，或补中益气加木香、干姜，不应，送左金丸或越鞠丸。若中气虚寒，必加附子，或附子理中汤，无有不愈。

一上舍，饮食失宜，胸腹膨胀，嗳气吞酸，以自知医，用二陈、枳实、黄连、苍术、黄柏之类，前症益

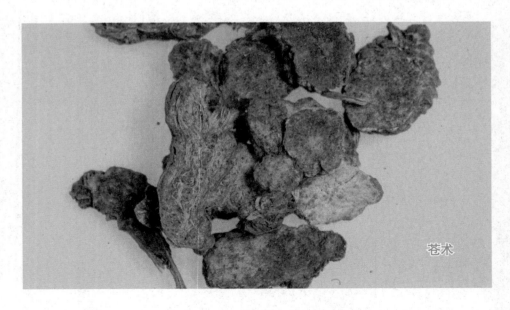

苍术

甚，更加足趾肿痛，趾缝出水，余用补中益气加茯苓、半夏，治之而愈。若腿足浮肿，或肿，寒热，呕吐，亦用前药。

儒者胡济之，场屋不利，胸膈膨闷，饮食无味，服枳术丸，不时作呕；用二陈、黄连、枳实，痰涌气促；加紫苏、枳壳，喘嗽，腹胀；加浓朴、腹皮，小便不利；加槟榔、莪术，泄泻，腹痛。悉属虚寒，用六君加姜、桂二剂，不应，更加附子一钱，二剂稍退，数剂十愈六七，乃以八味丸痊愈。

一上舍，呕吐痰涎，发热作渴，胸膈痞满，或用清气化痰降火，前症益甚，痰涎自出。余曰：呕吐痰涎，胃气虚寒；发热作渴，胃不生津；胸膈痞满，脾气虚弱。须用参、芪、归、术之类，温补脾胃，生发阳气，诸病自退。彼不信，仍服前药，虚证悉至，复请治。余曰：饮食不入，吃逆不绝，泄泻，腹痛，手足逆冷，是谓五虚；烦热作渴，虚阳越于外也；脉洪大，脉欲绝也；死期迫矣。或曰，若然，殒于日乎，夜乎？余曰：脉洪大。当殒于昼。果然。

余母太宜人，年六十有五，己卯春二月，饮食后偶闻外言，忤意，呕吐酸水，内热作渴，饮食不进，唯饮冷水，气口脉大而无伦，面色青

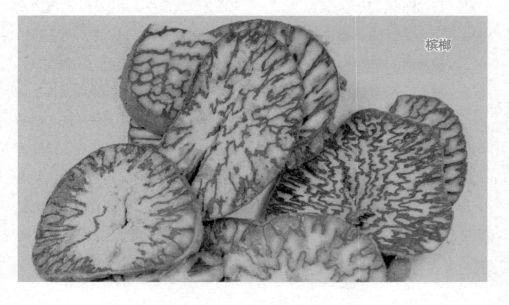

槟榔

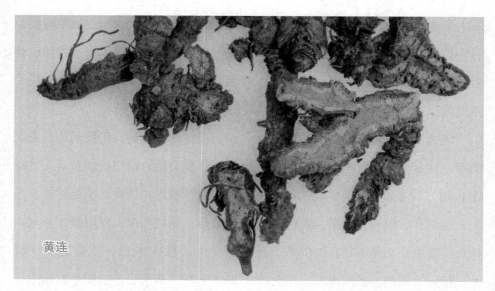
黄连

赤，此胃中湿热郁火，投之以药，入口即吐，第三日吐酸物，第七日吐酸黄水，十一日吐苦水，脉益洪大，仍喜冷水，以黄连一味煎汤，冷冻饮料少许，至二十日加白术、白茯苓，至二十五日加陈皮，三十七日加当归、炙甘草，至六十日，始进清米饮半盏，渐进薄粥，调理得痊。

一妇人，吞酸嗳腐，呕吐痰涎，面色纯白，或用二陈、黄连、枳实之类，加发热作渴，肚腹胀满。余曰：此脾胃亏损，末传寒中。不信，仍作火治，肢体肿胀如蛊，余以六君加附子、木香治之，胃气渐醒，饮食渐进，虚火归经，又以补中益气加炮姜、木香、茯苓、半夏，兼服痊愈。

一妇人，性沉静多虑，胸膈不利，饮食少思，腹胀吞酸，面色青黄，用疏利之剂。余曰：此脾虚痞满，当益胃气。不信，仍用之，胸膈果满，饮食愈少，余以调中益气加香砂、炮姜渐愈，后以六君、芎、归、贝母、桔梗、炮姜而愈。

云，家母久患心腹疼痛，每作必胸满，呕吐，厥逆，面赤唇麻，咽干舌燥，寒热不时，而脉洪大，众以痰火治之，屡止屡作，迨乙巳春，发热频甚，用药反剧，有朱存默氏，谓服寒凉药所致，欲用参、术等剂，余疑痛无补法，乃请立斋先生以折中焉。

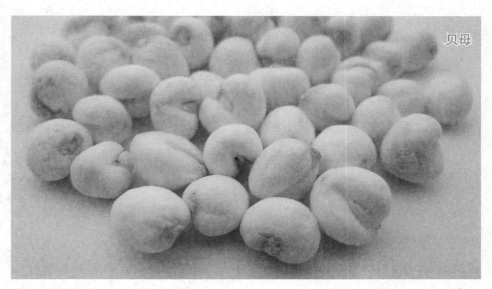
贝母

先生诊而叹曰：此寒凉损真之故，内真寒而外假热也，且脉息弦洪而有怪状，乃脾气亏损，肝脉乘之而然。唯当温补其胃。

遂与补中益气加半夏、茯苓、吴茱萸、木香，一服而效。家母病发月余，竟夕不安，今熟寐彻晓，洪脉顿敛，怪脉顿除，诸症释然。先生之见，盖有本欤！家母余龄，皆先生所赐。杏林报德，没齿不忘。谨述此，乞附医案，谅有太史者采入仓公诸篇，以垂不朽，将使后者观省焉。嘉靖乙巳春月吉日，陈湖眷生陆顿首谨书。

一妇人，年三十余，忽不进饮食，日饮清茶三五碗，并少用水果，三年余矣，经行每次过期而少，余以为脾气郁结，用归脾加吴茱萸，不数剂而饮食如常。若人脾肾虚而不饮食，当以四神丸治之。

一妇人，年逾二十，不进饮食二年矣，日饮清茶果品之类，面部微黄，浮肿，形体如常，仍能步履，但体倦怠，肝脾二脉弦浮，按之微而结滞。余用六君加木香、吴茱萸，下痰积甚多，饮食顿进，形体如瘦，卧床月余，仍服六君之类而安。

妇人患此，见《女科撮要》。

进士刘华甫，停食腹痛泻黄，吐痰，服二陈、山栀、黄连、枳实之类，其症益甚，左关弦紧，右关弦长，乃肝木克脾土，用六君加木香治之而愈。若食已消而泄未已，宜用异功散以补脾胃，如不应，用补中益气升发阳气。凡泄利色黄，脾土亏损，真气下陷，必用前汤加木香、肉蔻温补，如不应，当补其母，宜八味丸。

光禄柴黼庵，善饮，泄泻，腹胀，吐痰，作呕，口干，此脾胃之气虚，先用六君加神曲，痰呕已止，再用补中益气加茯苓、半夏，泻、胀亦愈。此症若湿热壅滞，当用葛花解醒汤分消其湿，湿既去而泻未已，须用六君加神曲，实脾土，化酒积。然虽为酒而作，实因脾土虚弱，不可专主湿热。

旧僚钱可久，素善饮，面赤痰盛，大便不实，此肠胃湿痰壅滞，用二陈、芩、连、山栀、枳实、干葛、泽泻、升麻，一剂，痰吐甚多，大便始实。此后日以黄连三钱泡汤饮之而安。但如此禀浓者不多耳。

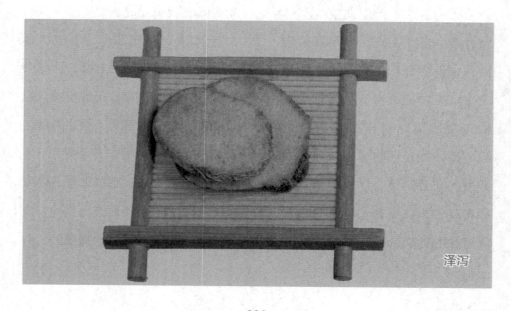

泽泻

220

一儒者，善饮，便滑，溺涩，食减，胸满，腿足渐肿，证属脾肾虚寒，用加减金匮肾气丸，食进肿消，更用八味丸，胃强脾健而愈。

一男子，侵晨或五更吐痰，或有酸味，此是脾气虚弱，用六君送四神丸而愈。若脾气郁滞，用二陈加桔梗、山栀、送香连丸。若郁结伤脾，用归脾汤送香连丸。若胸膈不舒，归脾加柴胡、山栀送左金丸。若胃气虚，津液不能运化，用补中益气送左金丸。

一羽士，停食泄泻，自用四苓、黄连、枳实、曲、柏益甚。余曰：此脾肾泄也，当用六君加姜、桂送四神丸。不信，又用沉香化气丸一服，卧床不食，咳则粪出，几至危殆，终践余言而愈。盖化气之剂，峻厉猛烈，无经不伤，无脏不损，岂宜轻服？嘉靖乙未，绍患肝克脾，面赤生风，大肠燥结，炎火冲上，久之遂致脏毒下血，肠鸣溏泄，腹胀喘急，驯至绝谷，濒于殆矣。诸医方以枳实、黄连之剂投之，辗转增剧，乃求于立斋先生。先生曰：尔病脾肾两虚，内真寒而外虚热，法当温补。遂以参、术为君，山药、黄芪、肉果、姜、附为臣，茱萸、骨脂、五味、归、苓为佐，治十剂俾以次服之。诸医皆曰：此火病也，以火济火可乎？绍雅信先生，不为动，服之浃旬，尽剂而血止，诸疾遄已。先是三年前，先生过绍，谓曰：尔面部赤风，脾胃病也，不治将深。予心忧之，而怠缓以须，疾发又惑于众论，几至不救，微先生吾其土矣。呜呼！先生之术亦神矣哉！绍无以报盛德，敬述梗概，求附案末，以为四方抱患者告。庶用垂惠于无穷云。长洲朱绍。

崔司空，年逾六旬，患痢赤白，里急后重，此湿热壅滞，用芍药汤内加大黄二钱，一剂减半，又剂痊愈。唯急重未止，此脾气下陷，用补中益气送香连丸而愈。

罗给事，小腹急痛，大便欲去不去，此脾肾气虚而下陷也，用补中益气送八味丸，二剂而愈。此等证候，因痢药致损元气，肢体肿胀而殁者，不可枚举。

少宗伯顾东江，停食患痢，腹痛下坠，或用疏导之剂，两足胀肿，食少体倦，烦热作渴，脉洪数，按之微细。余以六君加姜、桂各二钱，吴茱萸、五味各一钱，煎熟冷服之即睡，觉而诸症顿退，再剂全退。此假热而治以假寒也。

太常边华泉，呕吐不食，腹痛后重，自用大黄等药一剂腹痛益甚，自汗发热，昏愦脉大，余用参、术各一两，炙甘草、炮姜各三钱，升麻一钱，一钟而苏，又用补中益气加炮姜，二剂而愈。

廷评曲汝为，食后入房，翌午腹

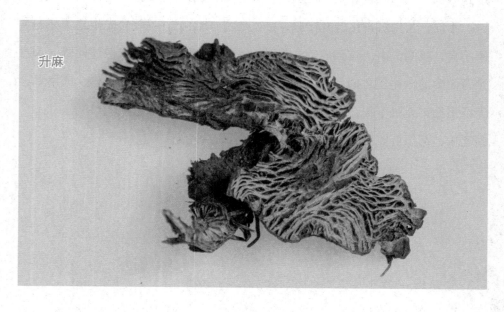

升麻

痛，去后似痢非痢，次日下皆脓血，烦热作渴，神思昏倦，用四神丸，一服顿减，又用八味丸料加五味、吴茱萸、骨脂、肉蔻，二剂痊愈。

判官汪天锡，年六十余。患痢腹痛后重，热渴引冷，饮食不进，用芍药汤内加大黄一两，四剂稍应，仍用前药，大黄减半，数剂而愈。此等元气，百无一二。

通府薛允，下血，服犀角地黄汤等药，其血愈多，形体消瘦，发热少食，里急后重，此脾气下陷，余用补中益气加炮姜，一剂而愈。

一上舍，患痢后重，自知医，用芍药汤，后重益甚，饮食少思，腹寒肢冷，余以为脾胃亏损，用六君加木香、炮姜，二剂而愈。

一老人，素以酒乳同饮，去后似痢非痢，胸膈不宽，用痰痢等药不效。余思《本草》云：酒不与乳同饮，为得酸则凝结，得苦则行散。遂以茶茗为丸，时用清茶送三五十丸，不数服而瘥一老妇，食后，因怒患痢，里急后重，属脾气下陷，与大剂六君加附子、肉蔻、煨木香各一钱，吴茱萸五分，骨脂、五味各一钱五分，二剂诸症悉退，唯小腹胀闷，此肝气滞于脾也，与调中益气加附子、木香五分，四剂而愈。后口内觉咸，此肾虚水泛，与六味地黄丸，二剂

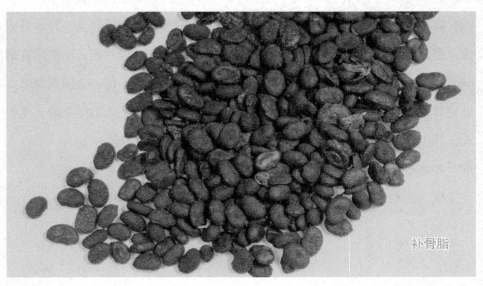

补骨脂

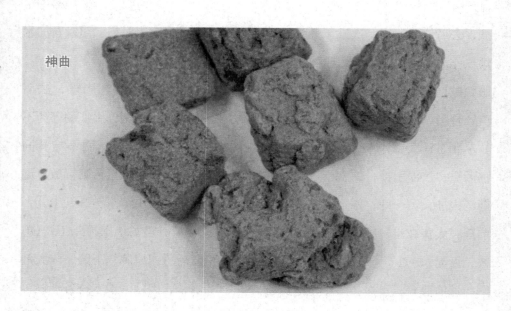
神曲

顿愈。

　　先母年八十，仲夏患痢，腹痛，作呕，不食，热渴引汤，手按腹痛稍止，脉鼓指而有力，真气虚而邪气实也。急用人参五钱，白术、茯苓各三钱，陈皮、升麻、附子、炙甘草各一钱，服之，睡觉索食，脉症顿退，再剂而安。此取症不取脉也，凡暴病，毋论其脉，当从其症。时石阁老太夫人，其年岁、脉症皆同，彼乃专治其痢，遂致不起。

　　横金陈梓园，年六十，面带赤色，吐痰口干，或时作泻，癸卯春就诊，谓余曰：仆之症，或以为脾经湿热，痰火作泻，率用二陈、黄连、枳实、神曲、麦芽、白术、柴胡之类，不应何也？余脉之，左关弦紧，肾水不能生肝木也；右关弦大，肝木乘克脾土也。此乃脾肾亏损，不能生克制化，当滋化源。不信，余谓其甥朱太守阳山曰：令舅不久当殒于痢。至甲辰夏，果患痢而殁。

　　产后痢疾，见《女科撮要》。

十、脾胃亏损疟疾寒热等症

冬官朱省庵，停食感寒而患疟，自用清脾、截疟二药，食后腹胀，时或作痛，服二陈、黄连、枳实之类，小腹重坠，腿足浮肿，加白术、山楂，吐食未化。谓余曰：何也？余曰：食后胀痛，乃脾虚不能克化也；小腹重坠，乃脾虚不能升举也；腿足浮肿，乃脾虚不能营运也；吐食不消，乃脾胃虚寒无火也。治以补中益气加吴茱萸、炮姜、木香、肉桂，一剂诸症顿退，饮食顿加，不数剂而痊。

大凡停食之症，宜用六君、枳实、浓朴，若食已消而不愈，用六君子汤。若内伤外感，用藿香正气散。若内伤多而外感少，用人参养胃汤。若劳伤元气兼外感，用补中益气加川芎。若劳伤元气兼停食，补中益气加神曲、陈皮。若气恼兼食，用六君加香附、山栀。若咽酸或食后口酸，当节饮食，病作时，大热躁渴，以姜汤乘热饮之，此截疟之良法也。每见发时，饮啖生冷物者，病或少愈，多致脾虚胃损，往往不治。大抵内伤饮食

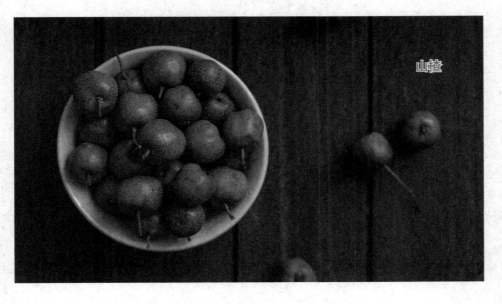

山楂

者，必恶食，外感风寒者，不恶食，审系劳伤元气，虽有百症，但用补中益气汤，其病自愈。其属外感者，主以补养，佐以解散，其邪自退。若外邪既退，即补中益气以实其表。若邪去而不实其表，或过用发表，亏损脾胃，皆致绵延难治。凡此不问阴阳日夜所发，皆宜补中益气，此不截之截也。

夫人以脾胃为主，未有脾胃实而患疟痢者，若专主发表攻里，降火导痰，是治其末而忘其本。前所云乃疟之大略，如不应，当分六经表里而治之，说见各方。

大尹曹时用，患疟寒热，用止截之剂，反发热恶寒，饮食少思，神思甚倦，其脉或浮洪或微细，此阳气虚寒，余用补中益气，内参、芪、归、术各加三钱，甘草一钱五分，加炮姜、附子各一钱，一剂而寒热止，数剂而元气复。

一儒者，秋患寒热，至春未愈，胸痞腹胀，余用人参二两，生姜二两煨熟，煎顿服，寒热即止。

更以调中益气加半夏、茯苓、炮姜，数剂，元气顿复。后任县尹，每

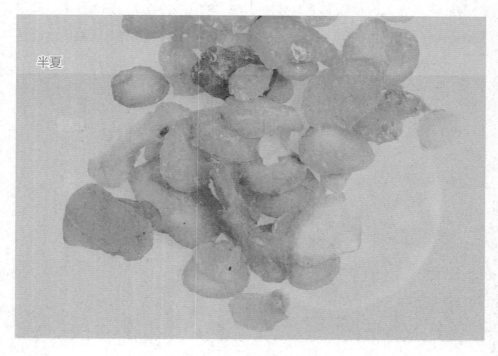

半夏

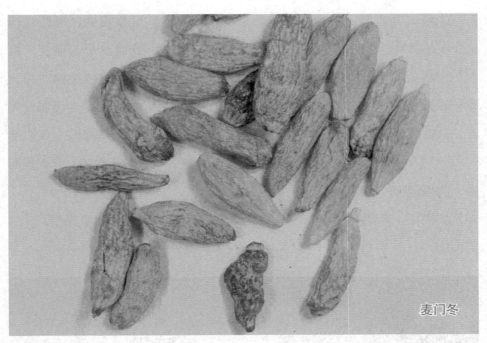

麦门冬

饮食劳倦疾作，服前药即愈。

大凡久疟乃属元气虚，盖气虚则寒，血虚则热，胃虚则恶寒，脾虚则发热，阴火下流则寒热交作，或吐涎不食，泄泻腹痛，手足逆冷，寒战如栗，若误投以清脾、截疟二饮，多致不起。

一上舍，每至夏秋，非停食作泻，必疟痢霍乱，遇劳吐痰，头眩体倦，发热恶寒，用四物、二陈、芩、连、枳实、山栀之类，患疟服止截之药，前症益甚，时或遍身如芒刺然。余以补中益气加茯苓、半夏，内参、

芪各用三钱，归、术各二钱，十余剂少愈，若间断其药，诸病仍至，连服三十余剂痊愈。又服还少丹半载，形体充实。

一妇人，疟久不愈，发后口干倦甚，用七味白术散加麦门、五味，作大剂，煎与恣饮，再发稍可，乃用补中益气加茯苓、半夏，十余剂而愈。

凡截疟，余常以参、术各一两，生姜四两，煨熟煎服即止，或以大剂补中益气加煨姜尤效，生姜一味亦效。

东洞庭马志卿，疟后，形体骨立，发热恶寒，食少体倦，用补中益气，内参、芪、归、术各加三钱，甘草一钱五分，炮姜二钱，一剂而寒热止，数剂而元气复。

一妇人，久患寒热，服清脾饮之类，胸膈饱胀，饮食减少，余用调中益气加茯苓、半夏、炮姜各一钱，二剂而痊。

一妇人，劳役停食，患疟，或用消导止截，饮食少思，体瘦，腹胀，余以补中益气，倍用参、芪、归、术、甘草，加茯苓、半夏各一钱五分，炮姜五钱，一剂顿安。又以前药，炮姜用一钱，不数剂，元气复而痊愈。

产后疟疾，见《女科撮要》。

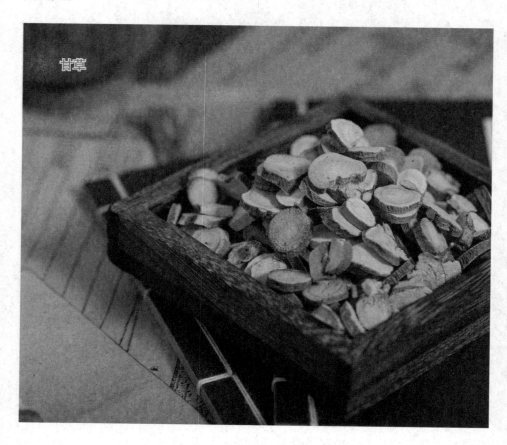

甘草

十一、脾肺亏损咳嗽痰喘等症

大参李北泉，时吐痰涎，内热作渴，肢体倦怠，劳而足热，用清气化痰益甚。余曰：此肾水泛而为痰，法当补肾。不信，另进滚痰丸。一服吐泻不止，饮食不入，头晕眼闭。始信，余用六君子汤，数剂，胃气渐复，却用六味丸，月余诸症悉愈。

鸿胪苏龙溪，咳嗽气喘，鼻塞流涕，余用参苏饮一剂，以散寒邪，更用补中益气汤，以实腠理而愈。后因劳怒仍作，自用前饮益甚，加黄连、枳实，腹胀不食，小便短少，服二陈、四苓，前症愈剧，小便不通。余曰：腹胀不食，脾胃虚也；小便短少，肺肾虚也。悉因攻伐所致。投以六君加黄芪、炮姜、五味，二剂，诸症顿退，再用补中益气加炮姜、五味，数剂痊愈。

地官李北川，每劳咳嗽，余用补中益气汤即愈。一日复作，自用参苏饮益甚，更服人参败毒散，项强口噤，腰背反张。余曰：此误汗亡津液

而变痉矣。仍以前汤加附子一钱，四剂而痉。

感冒咳嗽，若误行发汗过多，喘促呼吸不利，吐痰不止，必患肺痈矣。

待御谭希曾，咳嗽吐痰，手足时冷，余以为脾肺虚寒，用补中益气加炮姜而愈。

职坊王用之，喘嗽作渴，面赤鼻干，余以为脾肺有热，用二陈加芩、连、山栀、桔梗、麦门而愈。

金宪阮君聘，咳嗽面白，鼻流清涕，此脾肺虚而兼外邪，用补中益气加茯苓、半夏、五味治之而愈，又用六君、芎、归之类而安。

司厅陈国华，素阴虚，患咳嗽，以自知医，用发表化痰之剂，不应；用清热化痰等药，其症愈甚。余曰：此脾肺虚也。不信，用牛黄清心丸，更加胸腹作胀，饮食少思，足三阴虚证悉见，朝用六君、桔梗、升麻、麦门、五味，补脾土以生肺金，夕用

八味丸，补命门火以生脾土，诸症渐愈。

经云：不能治其虚，安问其余？此脾土虚不能生肺金而金病，复用前药而反泻其火，吾不得而知也。

中书鲍希伏，素阴虚，患咳嗽，服清气化痰丸及二陈、芩、连之类，痰益甚；用四物、黄柏、知母、玄参之类，腹胀咽哑，右关脉浮弦，左尺脉洪大。余曰：脾土既不能生肺金，阴火又从而克之，当滋化源。朝用补中益气加山茱萸、麦门、五味，夕用六味地黄加五味子，三月余，喜其慎疾得愈。

武选汪用之，饮食起居失宜，咳嗽吐痰，用化痰发散之药，时仲夏，脉洪数而无力，胸满面赤，吐痰腥臭，汗出不止。余曰：水泛为痰之症，而用前剂，是谓重亡津液，得非肺痈乎？不信，仍服前药，翌日果吐脓，脉数左三右寸为甚。始信，用桔梗汤一剂，脓、数顿止，再剂全止，面色顿白，仍于忧惶。余曰：此症面白脉涩，不治自愈。又用前药一剂，佐以六味丸治之而痊。

锦衣李大用，素不慎起居，吐痰，自汗，咳嗽，发热，服二陈、芩、连、枳壳、山栀之类，前症不

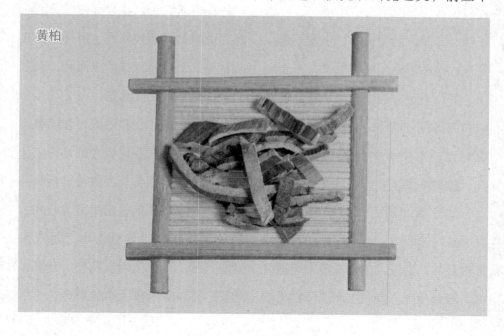

黄柏

减，饮食少思。用四物、二陈、芩、连、黄柏、知母、玄参之类，前症愈甚，更加胸腹不利，饮食益少，内热晡热；加桑皮、紫苏、杏仁、紫菀、桔梗之类，胸膈膨胀，小便短少；用猪苓、泽泻、白术、茯苓、枳壳、青皮、半夏、黄连、苏子，胸膈痞满，胁肋膨胀，小便不通；加茵陈、葶苈，喘促不卧，饮食不进，余诊之，六脉洪数，肺肾二部尤甚。余曰：脾土既不能生肺金，而心火又乘之，此肺痈之作也。当滋化源，缓则不救。不信，后唾脓痰，复求治。余曰：胸膈痞满，脾土败也；喘促不卧，肺金败也；小便不通，肾水败也；胁肋膨胀，肝木败也；饮食不化，心火败也；此化源既绝，五脏已败，然药岂能生耶？已而果然。

丝客姚荃者，素郁怒，年近六十，脾胃不健，服香燥行气，饮食少思，两胁胀闷；服行气破血，饮食不入，右胁胀痛，喜用手按，彼疑为膈气，痰饮内伤。余曰：乃肝木克脾土，而脾土不能生肺金也，若内有瘀血，虽单衣亦不敢着肉。用滋化源之药，四剂，诸症顿退。彼以为愈，余曰：火令在迩，当补脾土以保肺金。彼不信，后复作，另用痰火之剂，益

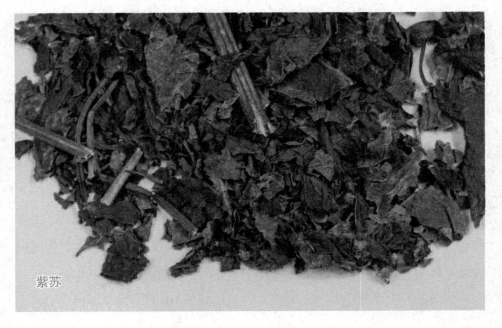

紫苏

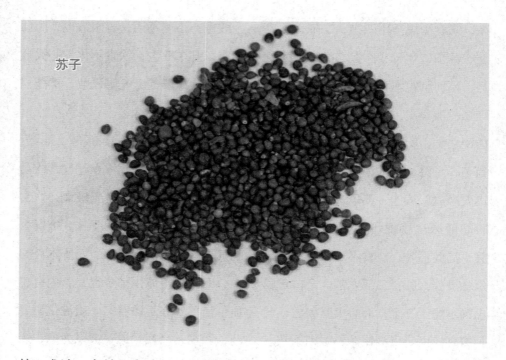

苏子

甚，求治，左关、右寸滑数，此肺内溃矣！仍不信，乃服前药，果吐秽脓而殁。

学士吴北川，过饮，痰塞，舌本强硬，服降火化痰药，痰气益甚，肢体不遂，余作脾虚湿热治之而愈。

上舍史瞻之，每至春咳嗽，用参苏饮加芩、连、桑、杏乃愈。乙巳春患之，用前药益甚，更加喉喑，就治，左尺洪数而无力。余曰：此是肾经阴火，刑克肺金，当滋化源。遂以六味丸料加麦门、五味、炒栀及补中益气汤而愈。

儒者张克明，咳嗽，用二陈、芩、连、枳壳，胸满气喘，侵晨吐痰；加苏子、杏仁，口出痰涎，口干作渴。余曰：侵晨吐痰，脾虚不能消化饮食；胸满气喘，脾虚不能生肺金；涎沫自出，脾虚不能收摄；口干作渴，脾虚不能生津液。遂用六君加炮姜、肉果，温补脾胃。更用八味丸，以补土母而愈。

一男子，夏月吐痰或嗽，用胃火药不应，余以为火乘肺金，用麦门冬汤而愈。后因劳复嗽，用补中益气加桔梗、山栀、片芩、麦门、五味而

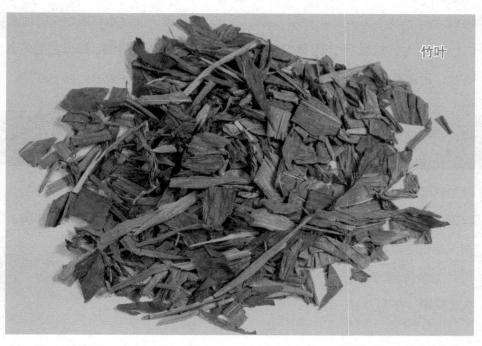

竹叶

愈。但口干体倦，小便赤涩，日用生脉散而痊。若咳而属胃火有痰，宜竹叶石膏汤。胃气虚，宜补中益气加贝母、桔梗。若阴火上冲，宜生脉散送地黄丸，以保肺气生肾水。此乃真脏之患，非滋化源决不能愈。

一妇人，患咳嗽，胁痛，发热，日晡益甚，用加味逍遥散、熟地，治之而愈。年余，因怒气劳役而前症仍作，又太阳痛或寒热往来，或咳嗽遗尿，皆属肝火血虚，阴挺痿痹，用前散及地黄丸，月余而痊。

表弟妇，咳嗽发热，呕吐痰涎，日夜五六碗，喘咳不宁，胸瘍躁渴，饮食不进，崩血如涌，此命门火衰，脾土虚寒，用八味丸及附子理中汤加减治之而愈。详见妇人血崩。

一妇人，不得于姑，患咳，胸膈不利，饮食无味，此脾肺俱伤，痰郁于中，先用归脾汤加山栀、抚芎、贝母、桔梗，诸症渐愈，后以六君加芎、归、桔梗，间服而愈。

一妇人，咳嗽，早间吐痰甚多，夜间喘急不寐。余谓早间痰，乃脾虚饮食所化，夜间喘急，乃肺虚阴火上冲。遂用补中益气加麦门、五味而愈。

一妇人，饮食后，因怒患疟，呕吐，用藿香正气散二剂而愈。后复怒，吐痰甚多，狂言热炽，胸胁胀痛，手按少止，脉洪大无伦，按之微细，此属肝脾二经血虚，以加味逍遥散加熟地、川芎，二剂，脉症顿退，再用十全大补而安。此症若用疏通之剂，是犯虚虚之戒矣。

上舍陈道复长子，亏损肾经，久患咳嗽，午后益甚。余曰：当补脾土，滋化源，使金水自能相生。时孟春，不信，乃服黄柏、知母之类，至夏吐痰引饮，小便频数，面目如绯，余以白术、当归、茯苓、陈皮、麦门、五味、丹皮、泽泻四剂，乃以参、芪、熟地、山茱萸为丸，俾服之，诸症顿退。复请视，余以为信，遂用前药，如常与之，彼仍泥不服，卒致不起。

产后咳嗽见《女科撮要》。

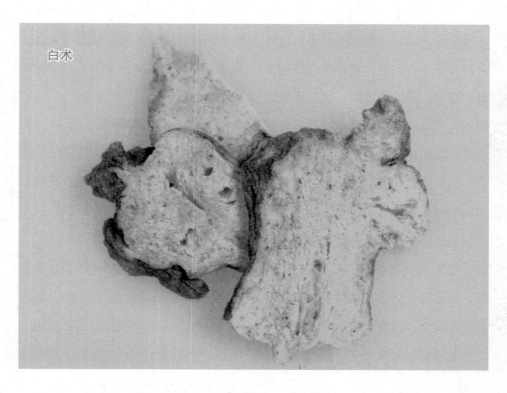

白术

十二、各症方药

🌱 四物汤

治肝脾肾血虚发热，或日晡热甚，头目不清，或烦躁不寐，胸膈作胀，或胁作痛，宜用此汤。若脾气虚而不能生血，宜用四君子汤。若脾气郁而虚，宜用归脾汤。若肾水涸而不能生肝血，宜用六味丸。

当归、熟地黄（各三钱）　芍药（二钱）　川芎（一钱五分）

上水煎服。

🌱 加味四物汤

即前方加白术、茯苓、柴胡、丹皮。

四君子汤治脾胃虚弱，饮食少进；或肢体肿胀，肚腹作痛；或大便不实，体瘦面黄；或胸膈虚痞，痰嗽吞酸。若因脾胃虚寒而致，宜香砂六君子；若因脾经郁结而致，宜归脾

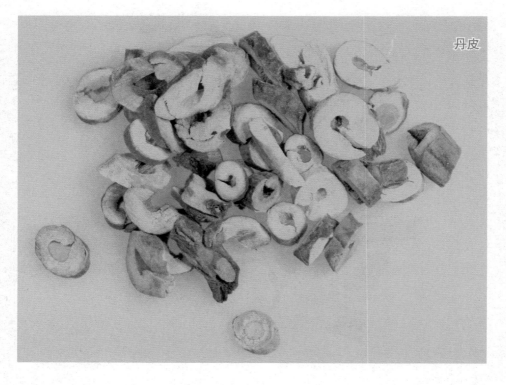

丹皮

下篇·内科摘要 第一卷

汤。若因肝木侮脾胃而致，宜用六君加木香、芍药；若命门火虚而致，宜用八味丸。

人参、白术、茯苓（各二钱）　甘草（炙，一钱）

上姜、枣，水煎服。

异功散

治久咳不已，或腹满少食，或面肿气逆。又治脾胃虚弱，饮食少思等症。

即前方加陈皮。

六君子汤

即四君子加半夏、陈皮。

治脾胃虚弱，饮食少思，或久患疟、痢。若见内热，或饮食难化作酸，乃属虚火，须加炮姜。其功甚速。

香砂六君子汤

即前方加香附、藿香、砂仁。

人参理中汤

治脾胃虚弱，饮食少思，或去后无度，或呕吐腹痛，或饮食难化，

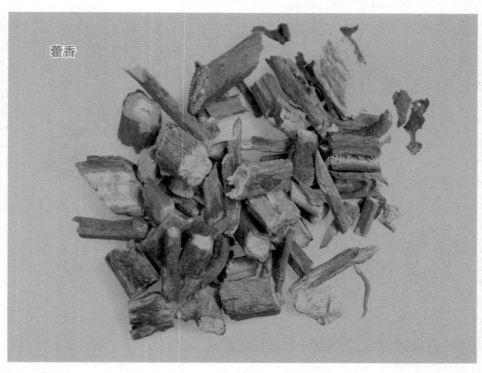

藿香

胸膈不利，或疟疾中气虚损，久不能愈，或中气虚弱，痰气不利，口舌生疮。加附子名附子理中汤，治中气虚寒而患前症，又治入房腹痛，手足逆冷，或犯寒气，或食冷物。

人参、白术、干姜（炮）、甘草（炙，各等分）

上每服七钱，或一两，水煎服。

附子理中汤

治脾胃虚寒，手足厥冷，饮食不入，或肠鸣切痛，呕逆吐泻。即前方加附子等分，照前服。

八珍汤

治气血虚弱，恶寒发热，烦躁作渴，或不时寒热，眩晕昏愦，或大便不实，小便赤淋，或饮食少思，小腹胀痛等症。即四物、四君合方。

十全大补汤

即八珍加黄芪、肉桂，治症同前。又治遗精，白浊，自汗，盗汗；或内热，晡热，潮热，发热；或口干作渴，喉痛舌裂；或胸乳膨胀，胁肋

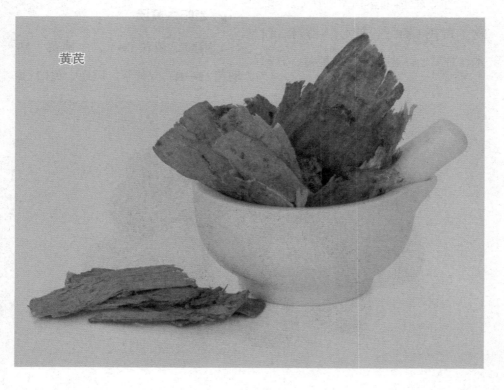

黄芪

作痛；或脐腹阴冷，便溺余滴；或头颈时痛，眩晕目花；或心神不宁，寐而不寐；或形容不充，肢体作痛；或鼻吸气冷，急趋气促。此皆是无根虚火，但服此药，诸症悉退。

人参养荣汤

治脾肺俱虚，发热恶寒，四肢倦怠，肌肉消瘦，面黄短气，食少作泻。若气血虚而变见诸症，莫能名状，勿论其病，勿论其脉，但用此汤，其病悉退。

白芍药（一钱五分） 人参、陈皮、黄芪（蜜炙）、桂心、当归、白术、甘草（炙，各一钱） 熟地黄、五味子（炒杵） 茯苓（各七分半） 远志（五分）

上姜、枣，水煎服。

当归补血汤

治气血俱虚，肌热恶寒，面目赤色，烦渴引饮，脉洪大而虚，重按似无。此脉虚血虚也。此病多有得于饥饱劳役者。

黄芪（炙，一两） 当归（二钱，酒制）

上水煎服。

当归六黄汤

当归、黄芪（炒）、生地黄、熟地黄（各一钱） 黄芩、黄连、黄柏（各

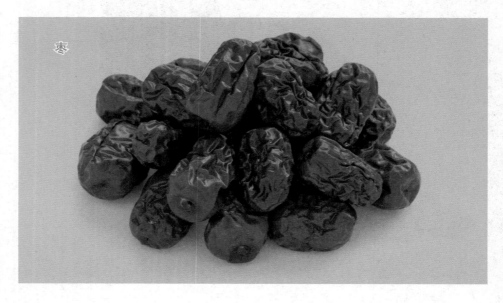

枣

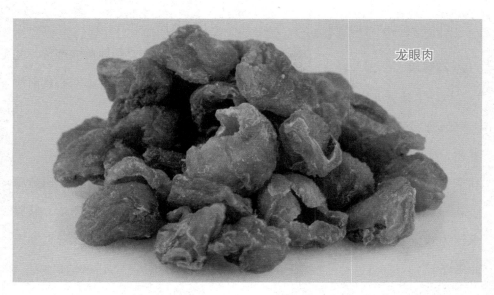

龙眼肉

炒焦，五分）

上药水煎服。

独参汤

治一切失血，恶寒发热，作渴烦躁。盖血生于气，故血脱补气，阳生阴长之理也。

人参（二两）

上枣十枚，水煎服。

归脾汤

治思虑伤脾，不能摄血，致血妄行；或健忘，怔忡，惊悸，盗汗；或心脾作痛，嗜卧少食，大便不调；或肢体重痛，月经不调，赤白带下；或

思虑伤脾而患疟、痢。

人参、白术、白茯苓、黄芪、龙眼肉、酸枣仁（各二钱）　远志（一钱）木香、甘草（炙，各五分）　当归（一钱）

上药加姜、枣，水煎服。

加味归脾汤

即前方加柴胡、山栀。

加减八味丸

治肾水不足，虚火上炎，发热作渴，口舌生疮，或牙龈溃烂，咽喉作痛；或形体憔悴，寝汗，发热，五脏齐损。

即六味丸加肉桂一两。

六味丸

（一名地黄丸，一名肾气丸）

治肾经不足，发热作渴，小便淋秘，气壅痰嗽，头目眩晕，眼花耳聋，咽燥舌痛，齿牙不固，腰腿痿软，自汗盗汗，便血诸血失音，水泛为痰，血虚发热等症。其功不能尽述。

熟地黄（八两，杵膏）　山茱萸肉、干山药（各四两）　牡丹皮、白茯苓、泽泻（各三两）

上各另为末，和地黄加炼蜜，丸桐子大，每服七八十丸，空心食前滚汤下。

八味丸

治命门火衰，不能生土，以致脾胃虚寒，饮食少思，大便不实，脐腹疼痛，夜多漩溺等症。即六味丸加肉桂、附子各一两。

余方见下卷。

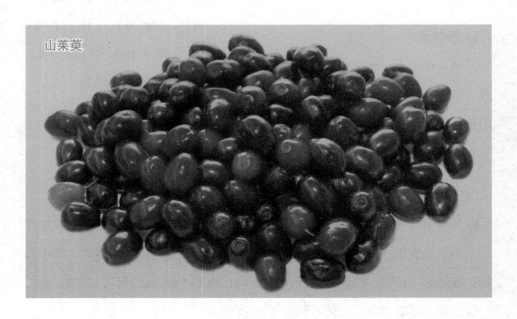

山茱萸

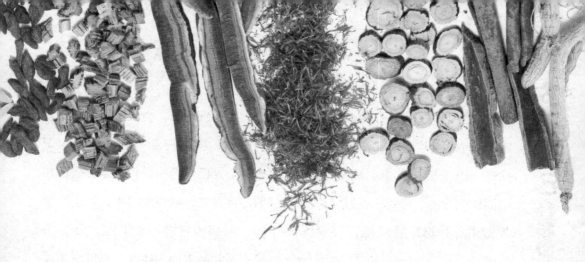

下篇·内科摘要

第二卷

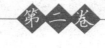 一、脾肾亏损头眩痰气等症

阁老梁浓斋，气短有痰，小便赤涩，足跟作痛，尺脉浮大，按之则涩，此肾虚而痰饮也，用四物送六味丸，不月而康。仲景先生云：气虚有饮，用肾气丸补而逐之。诚开后学之蒙，济无穷之夭枉，肾气丸即六味丸也。

都宪孟有涯，气短痰晕，服辛香之剂，痰盛，遗尿，两尺浮大，按之如无，余以为肾家不能纳气归源，香燥致甚耳，用八味丸料，三剂而愈。

孙都宪，形体丰浓，劳神善怒，面带阳色，口渴吐痰，或头目眩晕，或热从腹起，左三脉洪而有力，右三脉洪而无力，余谓足三阴亏损，用补中益气加麦门、五味及加减八味丸而愈。若人少有老态，不耐寒暑，不胜劳役，四时迭病，皆因少时气血方长，而劳心亏损；或精血未满，而御女过伤，故其见症难以悉状，此精气不足，但滋化源，其病自痊。又若饮食劳役、七情失宜，以致诸症，亦当治以前法。设或六淫所侵，而致诸症，亦因真气内虚，而外邪乘袭，尤当固胃气为主。盖胃为五脏之根本，故黄柏、知母不宜轻用，恐复伤胃气也。

大凡杂症属内因，乃形气病气俱不足，当补不当泻，伤寒虽属外因，亦宜分其表、里、虚、实，治当审之。

昌平守王天成，头晕恶寒，形体倦怠，得食稍愈，劳而益甚，寸关脉浮大，此脾肺虚弱，用补中益气加蔓荆子而愈。后因劳役，发热恶寒，谵言不寐，得食稍安，用补中益气汤而痊。

大尹祝支山，因怒头晕，拗内筋挛，时或寒热，日晡热甚，此肝火筋挛，气虚头晕，用八珍加柴胡、山栀、牡丹皮，二十余剂而愈。

上舍顾桐石，会饮于周上舍节，问余曰：向孟有涯、陈东谷俱为无嗣，纳宠已而得疾，皆头晕吐痰，并用苏合香丸，唯有涯得生，何也？余曰：二症因肾虚不能纳气，而为头晕；不能制水而为痰涎。东谷专主攻痰行气，有涯专于益火补气故耳。后余应杭人之请，桐石房劳过度，亦患前症，或用清气化痰愈甚，顾曰：我病是肾虚不能纳气归源。治者不悟而殁。惜哉！一男子，素浓味，胸满痰盛。余曰：膏粱之人，内多积热。与法制清气化痰丸而愈。彼为有验，修合馈送，脾胃虚者，无不受害。

先兄，体貌丰伟，唾痰甚多，脉洪有力，殊不耐劳，遇风头晕欲仆，口舌破裂，或至赤烂，误食姜蒜少许，口疮益甚，服八味丸及补中益气加附子钱许即愈。停药月余，诸症仍作，此命门虚火不归源也。

二、肝肾亏损血燥结核等症

儒者杨泽之，性躁嗜色，缺盆结一核，此肝火血燥筋挛，法当滋肾水生肝血。不信，乃内服降火化痰，外敷南星、商陆，转大如碗。余用补中益气及六味地黄，间以芦荟丸，年余元气渐复而肿消。

一男子，素善怒，左项微肿，渐大如升，用清痰理气，而大热作渴，小便频浊。余谓肾水亏损，用六味地黄，补中益气而愈。亦有胸胁等处，大如升斗，或破而如菌如榴，不问大小，俱治以前法。

一男子，颈间结核，大溃年余，一男子眉间一核，初如豆粒，二年渐大如桃，悉用清肝火、养肝血、益元气而愈。

举人江节夫，颈、臂、胁肋各结一核，恪服祛痰降火软坚之剂，益甚。余曰：此肝胆经血少而火燥也。彼执前药，至明年六月各核皆溃，脉浮大而涩。余断以秋金将旺，肝木被克，必不起，后果然。

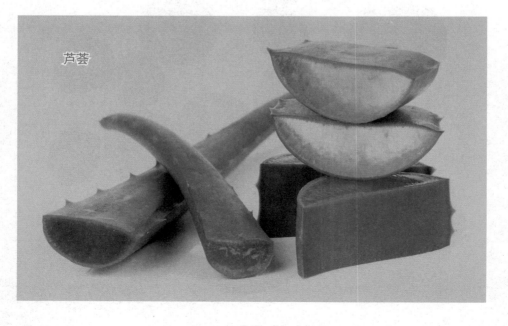

芦荟

大尹刘天锡，内有湿热，大便滑利，小便涩滞，服淡渗之剂，愈加滴沥，小腹、腿、膝皆肿，两眼胀痛，此肾虚热在下焦，淡渗导损阳气，阴无以化，遂用地黄、滋肾二丸，小便如故。更以补中益气加麦门、五味、兼服而愈。

州守王用之，先因肚腹膨胀，饮食少思，服二陈、枳实之类，小便不利，大便不实，咳痰，腹胀，用淡渗破气之剂，手足俱冷，此足三阴虚寒之症也，用金匮肾气丸，不月而康。

州同刘禹功，素不慎起居、七情，以致饮食不甘，胸膈不利，用消导顺气，肚腹痞满，吐痰气逆；用化痰降火，食少泄泻，小便作胀；用分利降火，小便涩滞，气喘痰涌；服清气化痰丸，小便愈涩，大便愈泻，肚腹胀大，肚脐突出，不能寝卧，六脉

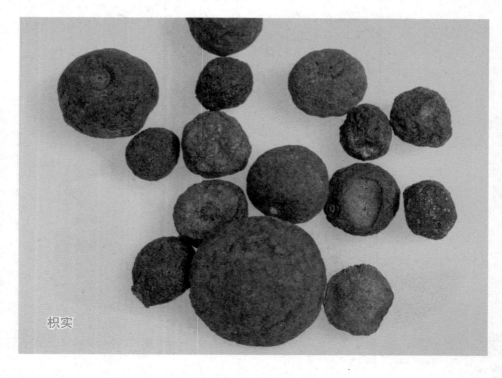

枳实

微细，左寸虚甚，右寸短促，此命门火衰，脾肾虚寒之危症也。先用金匮加减肾气丸料，肉桂、附子各一钱五分，二剂，下瘀秽甚多；又以补中益气送二神丸，二剂，诸症悉退五六；又用前药数剂，并附子之类，贴腰脐及涌泉穴，寸脉渐复而安。后因怒腹闷，惑于人言，服沉香化气丸，大便下血，诸症悉至。

余曰：此阴络伤也。辞不治，果殁。一富商，饮食起居失宜，大便干结，常服润肠等丸，后胸腹不利，饮食不甘，口干体倦，发热吐痰，服二陈、黄连之类，前症益甚，小便滴沥，大便泄泻，腹胀少食，服五苓、瞿麦之类，小便不通，体肿喘嗽，用金匮肾气丸、补中益气汤而愈。

一儒者，失于调养，饮食难化，胸膈不利。或用行气消导药，咳嗽喘促；服行气化痰药，肚腹渐胀；服行气分利药，睡卧不能，两足浮肿，小便不利，大便不实，脉浮大，按之微细两寸皆短。此脾肾亏损，朝用补中益气加姜、附，夕用金匮肾气加骨脂、肉果，各数剂，诸症渐愈，再佐以八味丸，两月乃能步履，却服补

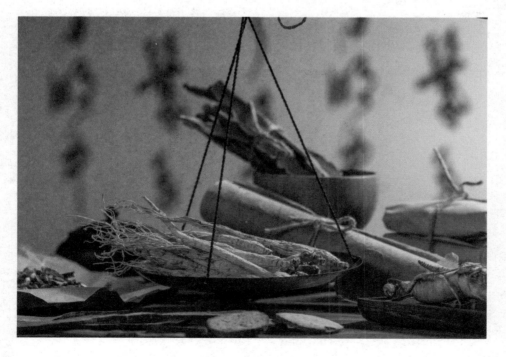

下篇·内科摘要 第二卷

中、八味，半载而康。

　　一男子，素不善调摄，唾痰口干，饮食不美。服化痰行气之剂，胸满腹胀，痰涎愈盛。服导痰理脾之剂，肚腹膨胀，二便不利。服分气利水之剂，腹大胁痛，睡卧不得。服破血消导之剂，两足皆肿，脉浮大不及于寸口。朝用金匮加减肾气丸，夕用补中益气汤煎送前丸，月余诸症渐退，饮食渐进，再用八味丸、补中汤，月余自能转侧，又两月而能步履，却服大补汤、还少丹，又半载而康。后稍失调理，其腹仍胀，服前药即愈。

　　一男子，患前症，余为壮火补土渐愈，彼欲速，服攻积之剂，下血甚多。余诊之曰：此阴络伤，故血内溢，非所宜也。后果殁。

　　一男子，胸膈痞闷，专服破气之药。余曰：此血虚之病也，血生于脾土，若服前药，脾气弱而血愈虚矣。不信，又用内伤之药，反吐血。余曰：此阳络伤也。后果然。

　　大方世家湖乡，离群索居，山妻赵氏，忽婴痰热，治者多以寒凉，偶得小愈，三四年余，屡进屡退，于是元气消烁，庚子夏，遍身浮肿，手足麻冷，日夜咳嗽，烦躁引饮，小水不利，大肉尽去，势将危殆。幸遇先生诊之，脉洪大而无伦，按之如无，

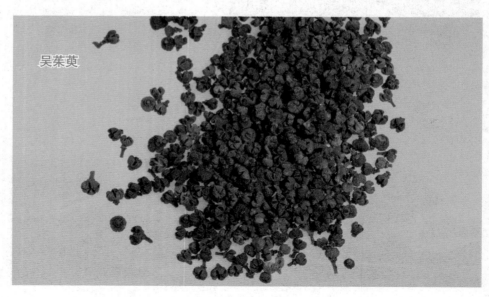

吴茱萸

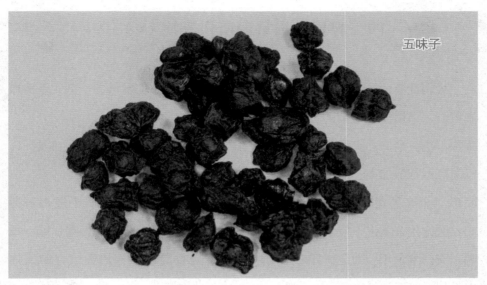
五味子

此虚热无火，法当壮火之源，以生脾土，与金匮肾气丸料服之，顿觉小水溃决如泉，俾日服前丸，及大补之药，二十余剂而愈，三四年间平康无恙。迄今甲辰仲春，悲哀动中，前症复作，体如焚燎，口肉尽腐，胸腹肿满，食不下咽者四日，夫妇相顾，束手待毙而已。又承先生视之，投以八味丸二服，神思清爽，服金匮肾气丸料加参、芪、归、术，未竟夕而胸次渐舒，陡然思食，不三日而病去五六矣，嗣后日用前二丸，间服，逾月而起。至秋初，复患痢，又服金匮肾气丸料加参、芪、归、术、黄连、吴茱、木香，痢遂止，但觉后重，又用补中益气加木香、黄连、吴茱、五味，数剂而愈。

大方自分寒素，命亦蹇剥，山妻抱病沉痼，本难调摄，苟非先生援救，填壑未免，今不肖奔走衣食于外，而可无内顾之忧矣。然则先生之仁庇，固不肖全家之福，亦不消全家之感也。斯言也，当置之座右，以为子孙世诵之，不肖尝待先生之侧，检阅医案，始知山妻奏效巅末，遂秉书纪二丸药之圣，且彰先生用药之神万一云。吴门晚学生沈大方履文再拜，顿首谨书。

四、脾胃亏损暑湿所伤等症（附食生冷入房）

大司徒李蒲汀，南吏部少宰，时患黄疸，当用淡渗之剂，公尚无嗣，犹豫不决。余曰：有是病而用是药，以茵陈五苓散加芩、连、山栀，二剂而愈。至辛卯得子，公执余手而笑曰：医方犹公案也，设君避毁誉，残喘，安得享余年。而遂付托之望哉，由是礼遇益浓。

应天王治中，遍身发黄，妄言如狂，苦于胸痛，手不可近，此中焦蓄血为患，用桃仁承气汤一剂，下瘀血而愈。

太守朱阳山弟，下部蓄血发狂，用抵当汤而愈。

一儒者，每春夏口干发热，劳则头痛，服清凉化痰药，泻、喘、烦躁，用香薷饮，神思昏愦，脉大而虚，此因闭藏之际，不远帏幕为患，名曰注夏。用补中益气去柴胡、升麻，加五味、麦门、炮姜，一剂，脉

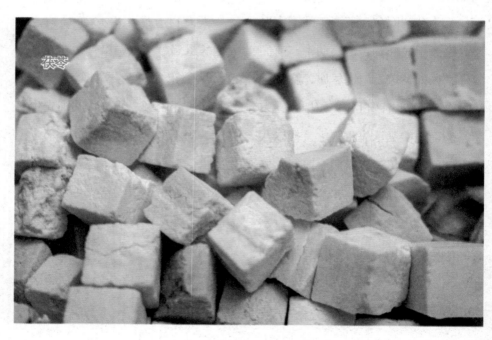

茯苓

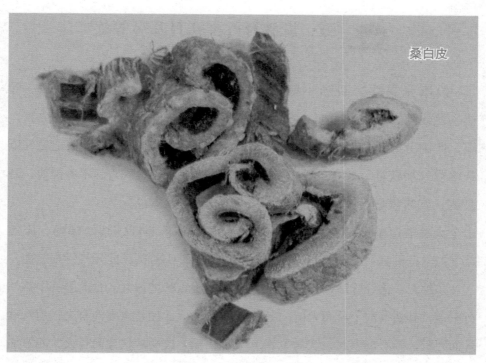

桑白皮

益甚。仍用前药加肉桂五分，服之即苏，更用六味丸而痊。

一儒者，体肥善饮，仲秋痰喘，用二陈、芩、连，益甚，加桑皮、杏仁，盗汗气促；加贝母、枳壳，不时发热，余以为脾肺虚寒，用八味丸以补土母，补中益气以接中气而愈。

一男子，夏月入房，食冰果腹痛，余用附子理中汤而愈。有同患此者，不信，别用二陈、芩、连之类而死。

一男子，盛暑发热，胸背作痛，饮汤自汗，用发表之药，昏愦谵语，大便不实，吐痰甚多，用十全大补，一剂顿退，又用补中益气加炮姜，二剂痊愈。

给事张禹功，目赤不明，服祛风散热药，反畏明重听，脉大而虚，此因劳心过度，饮食失节，以补中益气加茯神、枣仁、山药、山茱萸、五味顿愈。又劳役复甚，用十全大补兼以前药渐愈，却用补中益气加前药而痊。

东垣云：诸经脉络，皆走于面而行空窍，其清气散于目而为精，走于耳而为听，若心烦事冗，饮食失节，脾胃亏损，心火太盛，百脉沸腾，邪害孔窍而失明矣。况脾为诸阴之首，目为血脉之宗，脾虚则五脏之精气皆为失所，若不理脾胃，不养神血，乃治标而不治本也。

少宰李蒲汀，耳如蝉鸣，服四物汤，耳鸣益甚，此元气亏损之症，五更服六味地黄丸，食前服补中益气汤顿愈。此症若血虚而有火，用八珍加山栀、柴胡。气虚而有火，四君加

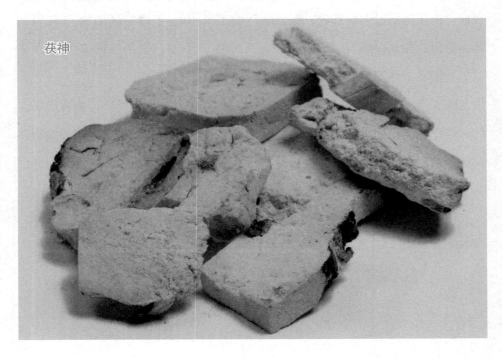

茯神

250

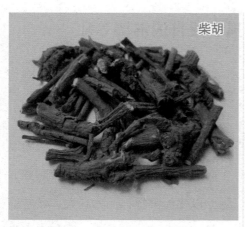
柴胡

山栀、柴胡。若因怒就聋或鸣,实,用小柴胡加芎、归、山栀,虚,用补中益气加山栀。午前甚,用四物加白术、茯苓,久,须用补中益气,午后甚,用地黄丸。

少司马黎仰之,南银台时,因怒耳鸣,吐痰,作呕,不食,寒热,胁痛,用小柴胡合四物加山栀、茯神、陈皮而瘥。

尚宝刘毅斋,怒则太阳作痛,用小柴胡加茯苓、山栀以清肝火,更用六味丸以生肾水,后不再发。

一儒者,日晡两目紧涩,不能瞻视,此元气下陷,用补中益气倍加参、芪,数剂痊愈。

一男子,亦患前症,服黄柏、知母之类,更加便血,此脾虚不能统血,肝虚不能藏血也,用补中益气、六味地黄而愈。

一儒者,两目作痛,服降火祛风之药,两目如绯,热倦殊甚,余用十全大补汤数剂,诸症悉退,服补中益气兼六味丸而愈。复因劳役,午后目涩、体倦,服十全大补而痊。

一男子,房劳兼怒,风府胀闷,两胁胀痛,余作色欲损肾,怒气伤肝,用六味地黄丸料加柴胡、当归,一剂而安。

一儒者,酒色过度,头脑两胁作痛,余以为肾虚而肝病,亦用前药顿安。

一男子,面白鼻流清涕,不闻馨秽,三年矣,用补中益气加麦门、山栀而愈。

一男子,年二十,素嗜酒色,两目赤痛,或作或止,两尺洪大,按之微弱。余谓少年得此,目当失明。翌早索途而行,不辨天日,众皆惊异。余与六味地黄料加麦门、五味,一剂顿明。

妇人症,见《女科撮要》。

大司徒许函谷，在南银台时，因劳发热，小便自遗，或时不利，余作肝火阴挺不能约制，午前用补中益气加山药、黄柏、知母，午后服地黄丸，月余诸症悉退。

此症若服燥剂而频数或不利，用四物、麦门、五味、甘草。若数而黄，用四物加山茱萸、黄柏、知母、五味、麦门。若肺虚而短少，用补中益气加山药、麦门。若阴挺、痿痹而频数，用地黄丸。若热结膀胱而不利，用五淋散。若脾肺燥不能化生，用黄芩清肺饮。若膀胱阴虚，阳无以生而淋沥，用滋肾丸。若膀胱阳虚，阴无以化而淋涩，用六味丸。若转筋小便不通，或喘急欲死，不问男女孕妇，急用八味丸，缓则不救。若老人阴痿思色，精不出而内败，小便道涩如淋，用八味丸料加车前、牛膝。若老人精已竭而复耗之，大小便道牵

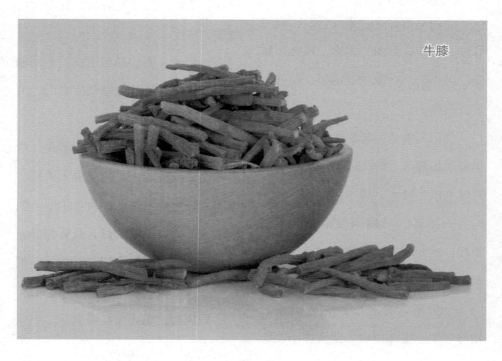

牛膝

252

痛，愈痛愈欲便，愈便则愈痛，亦治以前药，不应，急加附子。若喘嗽吐痰，腿足冷肿，腰骨大痛，面目浮肿，太阳作痛，亦治以前药。若痛愈而小便仍涩，宜用加减八味丸以缓治之。（详见《褚氏遗书·精血篇》，但无治法耳。）

司徒边华泉，小便频数，涩滞短赤，口干唾痰，此肾经阳虚热燥，阴无以化，用六味、滋肾二丸而愈。

司马李梧山，茎中作痛，小便如淋，口干唾痰，此思色精降而内败，用补中益气、六味地黄而愈。

考功杨村庵，口舌干燥，小便频数，此膀胱阳燥阴虚，先用滋肾丸以补阴，而小便愈，再用补中益气、六味地黄以补肺肾而安。若汗多而小便短少，或体不禁寒，乃脾肺气虚也。

司空何燕泉，小便赤短，体倦食少，缺盆作痛，此脾肺虚弱，不能生肾水，当滋化源，用补中益气、六味丸加五味而安。

商主客，素膏粱，小便赤数，口干作渴，吐痰稠黏，右寸关数而有力，此脾肺积热遗于膀胱，用黄芩清

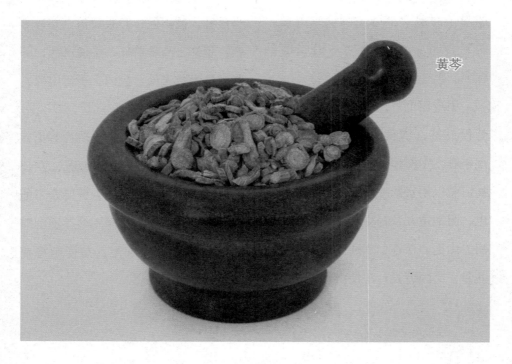

黄芩

肺饮调理脾肺，用滋肾、六味二丸，滋补肾水而愈。

一儒者，发热无时，饮水不绝，每登厕小便涩痛，大便牵痛，此精竭复耗所致，用六味丸加五味子及补中益气，喜其谨守得愈。若肢体畏寒，喜热饮食，用八味丸。

儒者杨文魁，痢后，两足浮肿，胸腹胀满，小便短少，用分利之剂，遍身肿兼气喘。余曰：两足浮肿，脾气下陷也；胸腹胀满，脾虚作痞也；小便短少，肺不能生肾也；身肿气喘，脾不能生肺也。用补中益气汤加附子而愈。半载后因饮食劳倦，两目浮肿，小便短少，仍服前药顿愈。

甲戌年七月，余奉侍武庙汤药，劳役过甚，饮食失节，复兼怒气。次年春茎中作痒，时出白津，时或痛甚，急以手紧捻才止，此肝脾之气虚也，服地黄丸及补中益气加黄柏、柴胡、山栀、茯苓、木通而愈。至丁酉九月，又因劳役，小便淋沥，茎痒窍

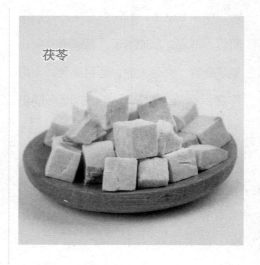

茯苓

痛，仍服前汤加木通、茯苓、胆草、泽泻及地黄丸而愈。

大尹顾荣甫，尾闾作痒，小便赤涩，左尺脉洪数，属肾经虚热，法当滋补。彼不信，乃服黄柏、知母等药，年许，高骨肿痛，小便淋沥，肺肾二脉洪数无伦。余曰：子母俱败，无能为矣。后果殁。

余甲辰仲夏，在横金陈白野第，会其外舅，顾同崖求余诊脉，左尺涩结，右寸洪数。余曰：此肺金不能生肾水，诚可虑。果至季冬茎道涩痛如淋，愈痛则愈欲便，愈便则愈痛而殁。

七、脾肺肾亏损虚劳怯弱等症

庶吉士黄伯邻，发热吐痰，口干体倦，自用补中益气汤不应，余谓：此金水俱虚之症，兼服地黄丸而愈。后背患一疖，烦痛寒热，彼因前月尝偕往视郭主政背疽，郭不经意，余决其殒于金旺之日，果符余言。已而郭氏妻孕感其毒，皆患恶疮，伯邻所患与郭患同，甚恐。余曰：此小疮也，憎寒等症，皆阴虚旧症，果是疮毒，亦当补气血。余在第，就以地黄丸料煎与。服之，即睡，良久各症顿退。自后常有头面耳目口舌作痛，或吐痰眩晕之类，服前药即愈。后任都宪督盐法道，出于苏，必垂顾焉。

少司空何潇用，足热口干，吐痰头晕，服四物、黄连、黄柏，饮食即减，痰热益甚，用十全大补加麦门、五味、山药、山茱萸而愈。

一儒者，或两足发热，或脚跟作痛，用六味丸及四物加麦门、五味、玄参治之而愈。后因劳役，发热恶寒，作渴烦躁，用当归补血汤而安。

儒者刘允功，形体魁伟，冬日饮

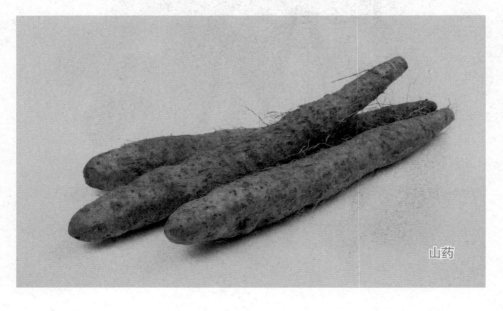

山药

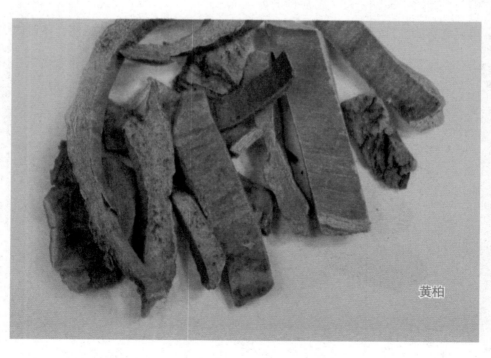

水，自喜壮实。余曰：此阴虚也。不信，一日口舌生疮，或用寒凉之剂，肢体倦怠，发热恶寒，余用六味地黄、补中益气而愈。

一男子，腿内作痛，用渗湿化痰药，痛连臀肉，面赤吐痰，脚跟发热。余曰：乃肾虚阴火上炎，当滋化源。不信，服黄柏、知母之类而殁。

余甥居宏，年十四而娶，至二十形体丰浓，发热作渴，面赤作胀，或外为衄血，内用降火，肢体倦怠，痰涎愈多，脉洪数鼓指。用六味丸及大补汤加麦门、五味而痊。

余甥凌云汉，年十六，庚子夏作渴发热，吐痰唇燥，遍身生疥，两腿尤多，色黯作痒，日晡愈炽，仲冬腿患疮，尺脉洪数。余曰：疥，肾疳也；疮，骨疽也，皆肾经虚症。针之脓出，其气氤氲，余谓火旺之际，必患瘵症。遂用六味地黄、十全大补，不二旬诸症愈而瘵症具，仍用前药而愈。抵冬娶妻，至春其症复作，父母忧之，俾其外寝，虽其年少，谨疾，亦服地黄丸数斤，煎药三百余剂而愈。

其弟云霄，年十五，壬寅夏，

黄柏

见其面赤唇燥，形体消瘦。余曰：子病将进矣。癸卯冬复见之曰：子病愈深矣！至甲辰夏，胃经部分有青色，此木乘土也，始求治。先以六君加柴胡、芍药、山栀、芜荑、炒黑黄连数剂，及四味肥儿、六味地黄二丸，及参、苓、白术、归、芍、山栀、麦门、五味、炙草，三十余剂，肝火渐退，更加胆草、柴胡，三十余剂，乃去芍，加肉桂，三十余剂，及加减八味丸，元气渐复而愈。

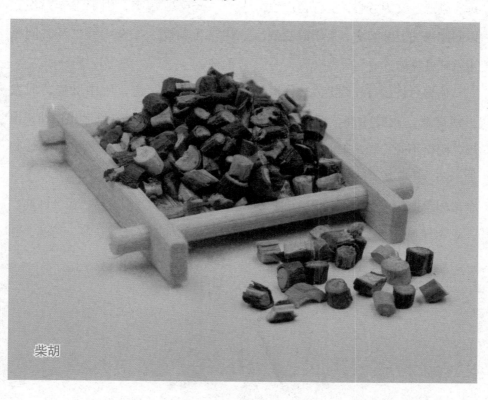

柴胡

少宰汪涵斋，头晕，白浊，余用补中益气加茯苓、半夏，愈而复患腰痛，用山药、山茱萸、五味、萆薢、远志顿愈。又因劳心，盗汗，白浊，以归脾汤加五味而愈。后不时眩晕，用八味丸痊愈。

南银台许函谷，因劳发热作渴，小便自遗，或时闭涩，余作肝火血虚，阴挺不能约制，午前用补中益气加山药、山茱萸，午后服地黄丸，月余诸症悉退。

司厅陈石镜，久患白浊，发热体倦，用补中益气加炮姜四剂，白浊稍止，再用六味地黄丸兼服，诸症悉愈。

光禄柴黼庵，因劳患赤白浊，用济生归脾、十全大补二汤，间服而愈。

司厅张谀斋，阴中肿痛，时发寒热，若小腹作痛，则茎出白津，用小柴胡加山栀、胆草、茱萸、芎、归而愈。

朱工部，劳则遗精，齿牙即痛，用补中益气加半夏、茯苓、芍药，并

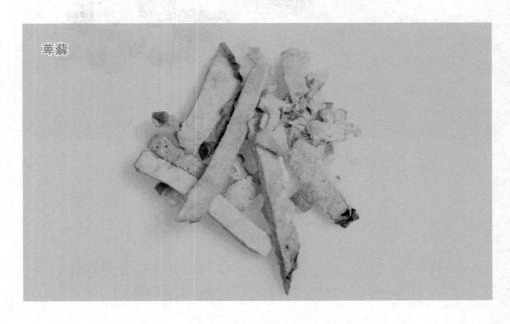

萆薢

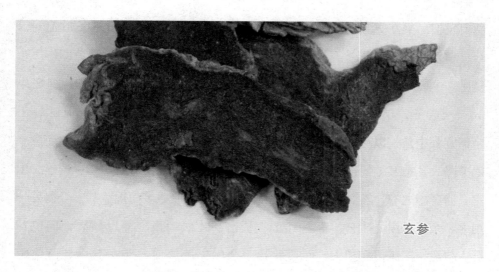

玄参

六味地黄丸渐愈，更以十全大补加麦门、五味而痊。

一男子，白浊梦遗，口干作渴，大便闭涩，午后热甚，用补中益气加芍药、玄参，并加减八味丸而愈。

一男子，茎中痛，出白津，小便秘，时作痒，用小柴胡加山栀、泽泻、炒连、木通、胆草、茯苓，二剂顿愈，又兼六味地黄丸而痊。

一男子，发热，便血，精滑。一男子尿血，发热。一男子发热，遗精，或小便不禁。俱属肾经亏损，用地黄丸、益气汤以滋化源，并皆得愈。

一男子，鳏居数年，素勤苦，劳则吐血，发热烦躁，服犀角地黄汤，气高而喘，前病益盛，更遗精白浊，形体倦怠，饮食少思，脉洪大举按有力，服十全大补加麦门、五味、山茱萸、山药而愈。

儒者杨启元，素勤苦，吐血发痉，不知人事，余以为脾胃虚损，用十全大补汤及加减八味丸而痉愈，再用归脾汤而血止。

一儒者，因饮食劳役及恼怒，眉发脱落，余以为劳伤精血，阴火上炎所致，用补中益气加麦门、五味，及六味地黄丸加五味，眉发顿生如故。

一男子，年二十，巅毛脱尽，用六味地黄丸，不数日，发生寸许，

下篇·内科摘要 第二卷

两月复旧。吴江史万湖云：有男女偶合，眉发脱落，无药调治，至数月后复生。

一童子，年十四，发热吐血，余谓宜补中益气以滋化源。不信，用寒凉降火，愈甚。始谓余曰：童子未室，何肾虚之有。参、芪补气。奚为用之。余述丹溪先生云：肾主闭藏，肝主疏泄，二脏俱有相火，而其系上属于心，心为君火，为物所感则易动于心，心动则相火翕然而随，虽不交会，其精亦暗耗矣。又《精血篇》云：男子精未满而御女以通其精，则五脏有不满之处，异日有难状之疾。遂用补中益气及地黄丸而瘥。

一男子，咳嗽吐血，热渴痰盛，盗汗遗精，用地黄丸料加麦门、五味治之而愈。后因劳怒，忽吐紫血块，先用花蕊石散，又用独参汤渐愈。后劳则吐血一二口，脾肺肾三脉皆洪数，用补中益气、六味地黄而痊愈。

辛丑夏，余在嘉兴屠内翰第，遇星士张东谷谈命时，出中庭吐血一、二口，云：久有此症，遇劳即作。余意此劳伤肺气，其血必散，视之果然，与补中益气加麦门、五味、山药、熟地、茯神、远志，服之而愈。翌早请见，云：每服四物、黄连、山栀之类，血益多而倦益甚，今得公一匕，吐血顿止，神思如故，何也？余曰：脾统血，肺主气，此劳伤脾肺，致血妄行，故用前药健脾肺之气，而嘘血归源耳！后率其子以师余，余曰：管见已行于世矣，子宜览之。

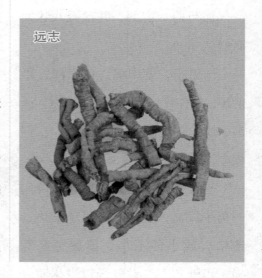

远志

九、肝脾肾亏损下部疮肿等症

通府黄廷用，饮食起居失宜，两足发热，口干吐痰，自用二陈、四物益甚，两尺数而无力。余曰：此肾虚之症也。不信，仍服前药，足跟热痒，以为疮毒，又服导湿之剂，赤肿大热，外用敷药，破而出水，久而不愈，及用追毒丹，疮突如桃，始信余言，滋其化源，半载得瘥。

儒者章立之，左股作痛，用清热渗湿之药，色赤肿胀，痛连腰胁，腿足无力。余以为足三阴虚，用补中益气、六味地黄，两月余元气渐复，诸症渐退，喜其慎疾，年许而痊。

府痒钟之英，两腿生疮，色黯如钱，似癣者三四，痒痛相循，脓水淋漓，晡热内热，口干，面黧，此肾虚之症，用加味六味丸，数日而愈。此等证候，用祛风败毒之剂，以致误人多矣。

一男子，素遗精，足跟作痛，口干作渴，大便干燥，午后热甚，用补中益气加芍药、玄参及六味丸而愈。

余症见《外科枢要》。

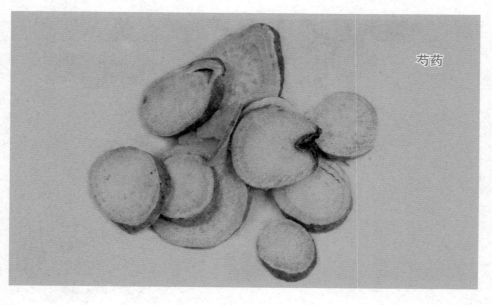

芍药

十、脾肺肾亏损大便秘结等症

一儒者，大便素结，服搜风顺气丸后，胸膈不利，饮食善消，面带阳色，左关尺脉洪而虚。余曰：此足三阴虚也。彼恃知医，不信，乃服润肠丸，大便不实，肢体倦怠，余与补中益气、六味地黄汤，月余而验，年许而安。若脾肺气虚者，用补中益气汤。若脾经郁结者，用加味归脾汤。若气血虚者，用八珍汤加肉苁蓉。若脾经津液涸者，用六味丸。若发热作渴饮冷者，用竹叶黄汤。若燥在直肠，用猪胆汁导之。若肝胆邪侮脾者，用小柴胡加山栀、郁李、枳壳。若膏粱浓味积热者，用加味清胃散。亦有热燥、风燥、阳结、阴结者，当审其因而治之。若复伤胃气，多成败症。

一老儒，素有风热，饮食如常，大便十七日不通，肚腹不胀，脉洪大而虚，此阴火烁津液，用六味丸二十余剂，至三十二日始欲去，用猪胆润而通利如常。

一妇人，年七十有三，痰喘内热，大便不通，两月不寐，脉洪大重

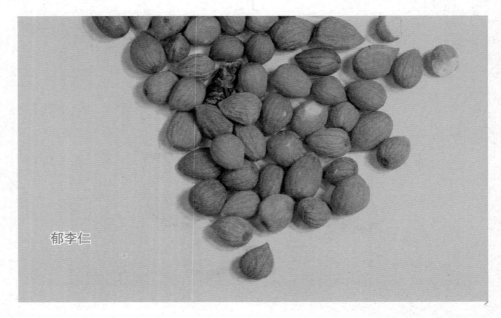

郁李仁

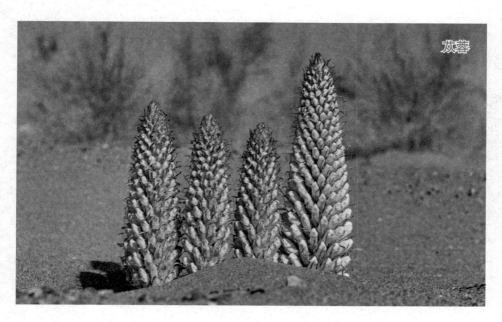
苁蓉

按微细，此属肝肺肾亏损，朝用六味丸，夕用逍遥散，各三十余剂，计所进饮食百余碗，腹始痞闷，乃以猪胆汁导而通之，用十全大补调理而安。若间前药，饮食不进，诸症复作。

一男子，年五十余，因怒少食，大便不利，服润肠丸，大便秘结，胸胁作痛，兼服脾约丸，肝脾肾脉浮而涩。余曰：此足三阴精血亏损之症也。东垣先生云：若人胃强脾弱，约束津液不得四布，但输膀胱，小便数而大便难者，用脾约丸。若人阴血枯槁，内火燔灼，肺金受邪，土受木伤，脾肺失传，大便秘而小便数者，

用润肠。今滋其化源，则大便自调矣。如法果验。

一儒者，怀抱郁结，复因场屋不遂，发热作渴，胸膈不利，饮食少思，服清热、化痰、行气等剂，前症益甚，肢体倦怠，心脾二脉涩滞，此郁结伤脾之变症也，遂用加味归脾汤治之，饮食渐进，诸症渐退，但大便尚涩，两颧赤色，此肝肾虚火，内伤阴血，用八珍汤加苁蓉、麦门、五味，至三十余剂，大便自润。

一男子，所患同前，不信余言，服大黄等药，泄泻便血，遍身黑黯，复求治。余视之曰：此阴阳二络俱伤

也。经曰：阳络伤则血外溢，阴络伤则血内溢。辞不治，后果然。

职坊陈莪斋，年逾六旬，先因大便不通，服内疏等剂，后饮食少思，胸腹作胀，两胁作痛，形体倦怠，两尺浮大，左关短涩，右关弦涩，时五月请治，余意乃命火衰，不能生脾土，而肺金又克肝木，忧其金旺之际不起。后果然。

十一、各症方药

小柴胡汤

治肝胆症，寒热往来，或日晡发热，或湿热身热，默默不欲食；或怒火口苦，耳聋，咳嗽发热，胁下作痛，甚者转侧不便，两祛痞满；或泄泻咳嗽，或吐酸食苦水，或因怒而患疟、痢等症。

柴胡（二钱）　　黄芩（一钱五分）
人参、半夏（各七分）　　甘草（炙，五分）
上姜水煎服。

加味小柴胡汤

治血虚大劳，大怒火动，热入血室，或妇女经行，感冒发热，寒热如疟，夜间热甚或谵语，即前方加生地黄一钱。

黄芩半夏生姜汤

治胆腑发咳，呕苦水如胆汁。

黄芩（炒）、生姜（各三钱）　　甘草（炙）、半夏（各二钱）

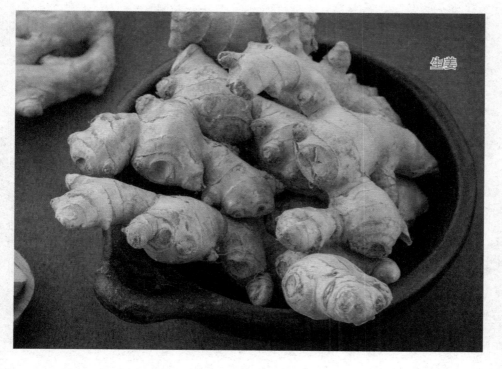

生姜

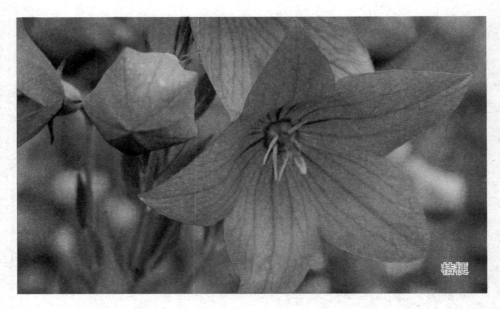
桔梗

上姜水煎服。

桔梗汤

治心脏发咳，咳而喉中如梗状，甚则咽肿喉痹。

桔梗（三钱）　甘草（六钱）

上水煎服。

芍药甘草汤

治小肠腑发咳，咳而失气。

芍药、甘草（炙，各四钱）

上水煎服。

升麻汤

治脾脏发咳，咳而右胁下痛，痛引肩背，甚则不可以动。

升麻、白芍药、甘草（各二钱）葛根（三钱）

上水煎服。

乌梅丸

治胃腑发咳，咳而呕，呕甚则长虫出。

乌梅（三十个）　细辛、附子、桂枝、人参、黄柏（各六钱）　干姜（一两）　黄连（一两五钱）　当归、蜀椒（各四两）

上为末，用酒浸乌梅一宿，去核蒸之，与米饭捣如泥，丸桐子大。每服三十丸，白汤下。

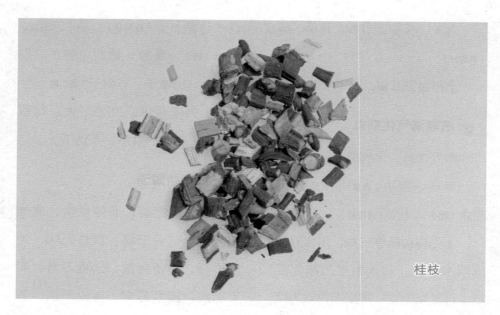

桂枝

麻黄汤

治肺脏发咳，咳而喘急有声，甚则唾血。

麻黄（三钱） 桂枝（二钱） 甘草（一钱） 杏仁（二十个）

上水煎服。

赤石脂禹余粮汤

治大肠腑发咳，咳而遗屎。

赤石脂、禹余粮（各二两，并打碎）

上水煎服。

麻黄附子细辛汤

治肾脏发咳，咳则腰背相引而痛，甚则咳涎，又治寒邪犯齿，致脑齿痛，宜急用之，缓则不救。

麻黄、细辛（各二钱） 附子（一钱）

上水煎服。

茯苓甘草汤

治膀胱腑发咳，咳而遗溺。

茯苓（二钱） 桂枝（二钱半） 生姜（五大片） 甘草（炙，一钱）

上水煎服。

异功散

治久咳不已，或腹痛少食而肿，气逆。又治脾胃虚弱，饮食少思等症。

人参、茯苓、白术、甘草、陈皮（各等分）

上每服三五钱，姜枣水煎。

法制清气化痰丸

顺气快脾，化痰消食。

半夏、南星（去皮、尖）、白矾、皂角（切）、干姜（各四两）

上先将白矾等三味，用水五碗，煎取水三碗，却入半夏二味，浸二日。再煮至半夏、南星无白点为度，晒干。

陈皮、青皮（去穰）、紫苏子（炒）、萝卜子（炒另研）、杏仁（去皮、尖，炒，研）、葛根、神曲（炒）、麦蘖（炒）、山楂子、香附子（各二两）

上为末蒸饼，丸梧子大。每服七十丸，临卧、食后，茶汤下。

升阳益胃汤

治脾胃虚弱，肢体怠惰，或体重节痛，口舌干渴，饮食无味，大便不调，小便频数，饮食不消，兼见肺病，洒淅恶寒，凄惨不乐，乃阳不和也。

羌活、独活、防风（各五钱）　　柴

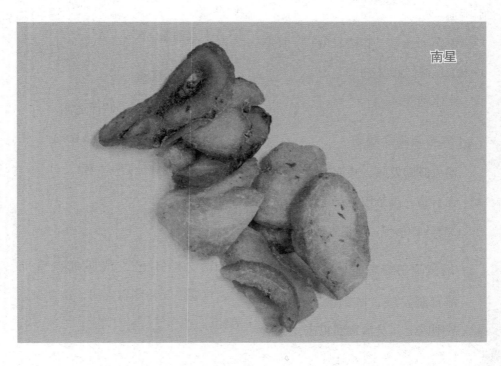

南星

胡、白术、茯苓（渴者不用）、泽泻（各三钱）　人参、半夏、甘草（炙，各一两）　黄芪（二两）　芍药、黄连、陈皮（各四钱）

上每服三五钱，姜、枣水煎，早温服。如小便愈而病益加，是不宜利小便也，当少减茯苓、泽泻。

生脉散

治热伤元气，肢体倦怠，气短懒言，口干作渴，汗出不止。或湿热大行，金为火制，绝寒水生化之源，致肢体痿软，脚軟眼黑，最宜服之。

人参（五钱）　五味子、麦门冬（各三钱）

上水煎服。

清燥汤

治元气虚，湿热乘之，遍身酸软；或肺金受邪，绝寒水生化之源，肾无所养，小便赤少，大便不调，腿腰痿软；或口干作渴，体重麻木，头目眩晕，饮食少思；或自汗盗汗，肢体倦怠，胸满气促。

黄芪（一钱五分）　五味子（九粒，杵，炒）　黄连、神曲（炒）、猪苓、柴

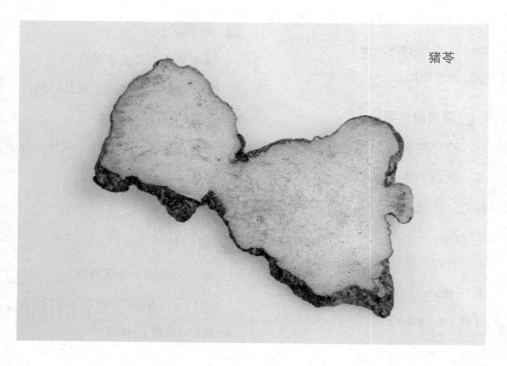

猪苓

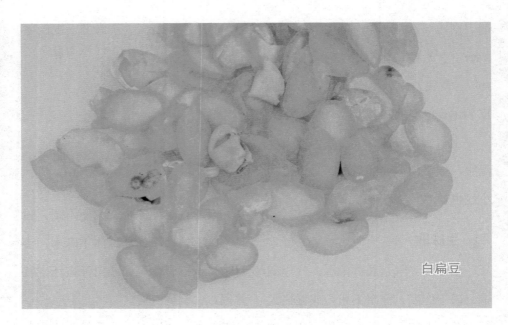

白扁豆

胡、甘草（炙，各二分） 苍术、白术、麦门冬、陈皮、生地黄、泽泻（各五分） 白茯苓、人参、当归、升麻（各三分） 黄柏（酒拌，一分）

上水煎服。

🌿 清暑益气汤

治元气弱，暑热乘之，精神困倦，胸满气促，肢节疼痛；或小便黄数，大便溏频。又暑热泻痢疟疾之良剂。

升麻、黄芪（炒，去汗，各一钱） 苍术（一钱五分） 人参、白术、陈皮、神曲（炒，各五分） 甘草（炙）、干葛（各三分） 五味子（九粒，杵，炒）

上水煎服。

🌿 香薷饮

（加黄连名黄连香薷饮）

治一切暑毒，腹痛，霍乱吐泻，或头痛昏愦。

香薷、茯苓、白扁豆、浓朴、甘草（各二钱）

上水煎服。

🌿 麦门冬汤

治火热乘肺，咳唾有血。

麦门冬（去心）、防风、白茯苓（各二钱） 人参（一钱）

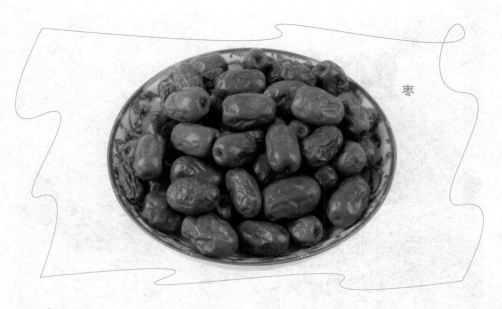

枣

上水煎服。

二神丸

治脾肾虚弱，侵晨五更作泻，或全不思食，或食而不化，大便不实，神效。

破故纸（四两，炒）　肉豆蔻（二两，生用）

上为末，用大红枣四十九枚、生姜四两，切碎，用水煮熟，去姜取枣肉，和药，丸桐子大，每服五十丸，空心盐汤下。

五味子散

治肾泄，在侵晨五更泻，饮食不进，或大便不实，不时去后，为丸尤效。

五味子（炒，二两）　吴茱萸（炒，五钱）

上为末，每服二钱，白汤调。

四神丸

治脾肾虚弱，大便不实，饮食不思。

肉豆蔻、补骨脂、五味子、吴茱萸（各为末）、生姜（四两）　红枣（五十枚）

上用水一碗，煮姜枣，去姜，水干取枣肉，丸桐子大，每服七十丸，空心日前服。

下篇·内科摘要 第二卷

271

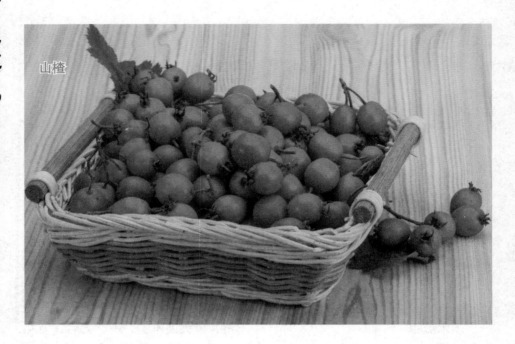

山楂

保和丸

治饮食停滞，胸膈痞满，或吞酸腹胀。

山楂（取肉，二两，蒸）　神曲（炒）、半夏、茯苓（各一两）　萝卜子（炒）、陈皮、连翘（各五钱）

上为末，粥丸。加白术二两，名大安丸。

越鞠丸

治六郁，胸膈痞满，或吞酸呕吐，饮食不化。

苍术、神曲（炒）、抚芎、麦芽（炒）、香附、山楂、山栀（各等分）

上为末，水调神曲、麦芽末，糊丸桐子大，每服七十丸，滚汤下。

茵陈五苓散

治酒积，分利其湿。

茵陈、白术、猪苓（各一钱）　桂（三分）　泽泻（一钱五分）

上水煎服。

葛花解酲汤

治酒积，上下分消。

白豆蔻、砂仁、葛花（各半两）

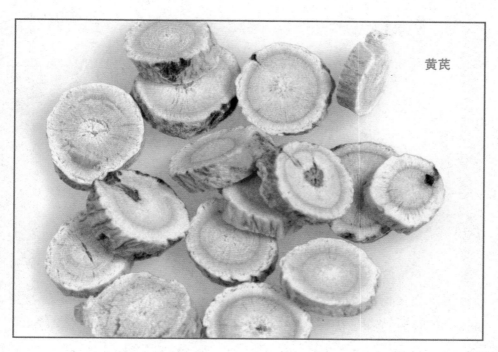

黄芪

木香（五分）　青皮（三钱）　陈皮、白茯苓、猪苓、人参（各一钱半）　白术、神曲（炒）、泽泻、干姜（各二钱）

上为末，每服五钱，白汤调，得微汗，酒病去矣。

益黄散

治脾土虚寒，寒水反来侮土，而呕吐不食，或肚腹作痛，或大便不实，手足逆冷等症。

陈皮（一两）　青皮、诃子肉、甘草（炙）、丁香（各二钱）

上每服四钱，水煎服。

人参安胃散

治脾胃虚热，呕吐，或泄泻不食。

人参（一钱）　黄芪（二钱）　生甘草、炙甘草（各五分）　白芍药（七分）白茯苓（四分）　陈皮（三分）　黄连（二分）

上水煎服。

人参养胃汤

治外感风寒，内伤饮食，寒热头疼，或作疟疾。

半夏、浓朴（姜制）、橘红（各八

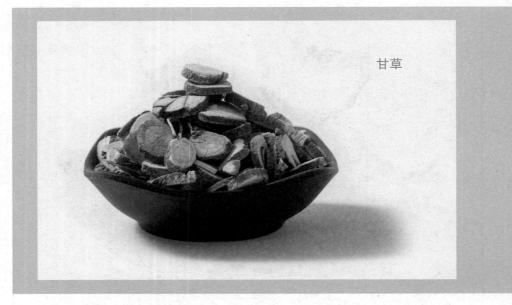

甘草

分）　藿香叶、草果、茯苓、人参（各五分）　甘草（炙，三分）　苍术（三分）

上姜七斤，乌梅一个，水煎服。

藿香正气散

治外感风寒，内停饮食，头疼寒热，或霍乱泄泻，或作疟疾。

桔梗、大腹皮、紫苏、茯苓、浓朴（制，各一钱）　甘草（炙，五分）　藿香（一钱五分）

上姜、枣水煎，热服。

白虎汤

治胃热作渴，暑热尤效。

知母、石膏（各二钱）　粳米（半合）

上水煎服。

竹叶黄汤

治胃虚火盛而作渴。

淡竹叶（二钱）　黄芪、生地黄、麦门冬、当归、川芎、甘草、黄芩（炒）、石膏（煨）、芍药、人参（各一钱）

上水煎服。

竹叶石膏汤

治胃火盛而作渴。

淡竹叶、石膏（煅）、桔梗、木通、薄荷叶、甘草（各一钱）

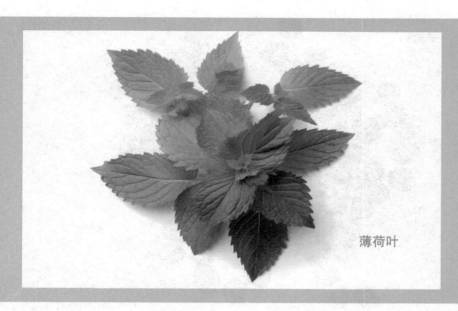

薄荷叶

上水煎服。

四七汤

治七情郁结，心腹绞痛，或为膨胀。

人参、官桂、半夏（洗七次，各一钱）甘草（炙，五分）

上姜水煎服。

青州白丸子

治风痰咳嗽，或牙关紧急，或痰喘体麻。

南星（三两）半夏（七两）白附子（二两）川乌（半两，各生用）

上为末，绢袋盛，井水摆浸，仍换水浸三五日，晒干，糯米粉丸。如急用，以姜汁糊丸亦可。

左金丸

（一名四金丸）

治肝火胁刺痛，或发寒热，或头目作痛，或大便不实，或小便淋秘，或小腹疼痛，一切肝火之症。

黄连（六两）吴茱萸（一两，汤煮片时用）

上为末，粥丸，白术、陈皮汤下。

当归龙荟丸

治肝经实火，大便秘结，小便涩

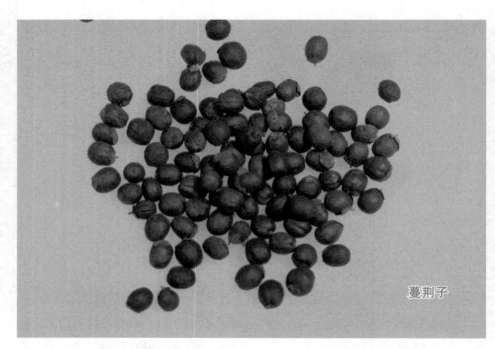

蔓荆子

滞，或胸膈作痛，阴囊肿胀。凡属肝经实火，皆宜用之。

当归、龙胆草、栀子仁、黄连、黄芩（各一两） 大黄、芦荟、青黛（各五钱） 木香（二钱五分） 麝香（另研，五分）

上为末，炒神曲糊丸，每服二十丸，姜汤下。

神效黄汤

治浑身或头面手足麻木不仁，目紧缩小，及羞明畏日，或视物不明。

黄芪（二两） 人参（八钱） 甘草

（炙）、白芍药、蔓荆子（各一两） 陈皮（五钱）

上每服五钱，水煎，临卧热服。如麻木不仁，虽有热症，不用黄柏，加黄芪。

益气聪明汤

治久病或因克伐，脾胃伤损，眼目昏暗，或饮食失节，劳役形体，脾胃不足，得内障、耳鸣之患，或多年眼目昏暗，视物不明。此药能令目广大，久服无内外障耳鸣耳聋之患。

黄芪、甘草、人参（各五钱） 升

麻、葛根（各三钱）　蔓荆子（一钱五分）
芍药、黄柏（酒炒，各一钱）

上每服五钱，水煎，临卧并五
更服。

芍药清肝散

治眵多眊燥，紧涩羞明，赤脉贯
睛，脏腑秘结。

白术、甘草、川芎、防风、荆
芥、桔梗、羌活（各三分）　芍药、
柴胡、前胡、薄荷、黄芩（各二分半）
山栀、知母、滑石、石膏（各二分）
大黄（四分）　芒硝（二分半）

上水煎，食后热服。

黄连天花粉丸

治症同上。

黄连、菊花、川芎、薄荷（各一
两）　天花粉、连翘、黄芩、栀子（各
四两）　黄柏（六两）

上为末，滴水丸，桐子大，每
服五十丸，加至百丸，食后临卧，茶
汤下。

鼻通气散

治眼肿胀赤，昏暗羞明，瘾涩疼
痛，或风痒鼻塞，头痛脑酸，外翳攀

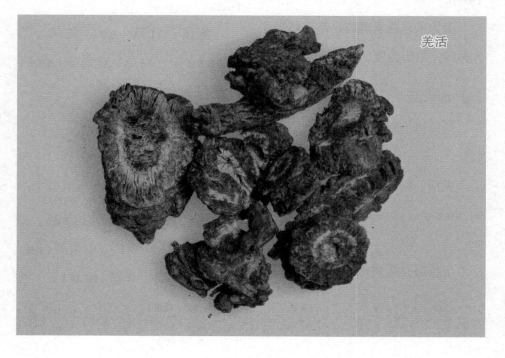

羌活

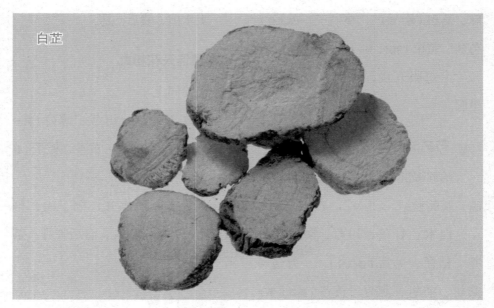
白芷

睛，眵泪稠粘。

鹅不食草（二钱）　青黛、川芎（各一钱）

上为末，含水满口，每用如米许入鼻内，泪出为度。

选奇汤

治风热上壅，眉棱骨痛，或头目眩晕。

羌活、防风（各三钱）　甘草（二钱，夏生冬炒）　黄芩（酒制，冬去之，热甚用）

上每服三钱，水煎，时时服。

助阳活血汤

治眼睑无力，常欲垂闭，余治同上。

黄芪、甘草（炙）、防风、当归（各五分）　白芷、蔓荆子（各四分）升麻（七分）

上水煎，食后热服。

益阴肾气丸

治症同上。

熟地黄（三两）　当归（酒洗）、柴胡、五味子、干山药、山茱萸（去核，各半两）　茯苓、泽泻（各二钱半）　生地黄（酒炒，四两）

上为末，炼蜜丸，桐子大，每服百丸，茶汤下，日三服。

连翘饮

治目中溜火，恶日与火，瘾涩小角紧，久视昏花，迎风有泪。

蔓荆子、生甘草、连翘（各三钱） 柴胡（五钱） 黄芩（酒制，五分） 生地黄、当归、红葵花、人参（各三钱） 黄芪（五分） 升麻（一钱） 防风、羌活（各二分）

上水煎服。

地芝丸

治目不能远视，能近视，或妨近视。

生地黄（焙干，四两） 天门冬（去心）、枳壳（麸炒）、甘菊花（各二两）

上为末，炼蜜丸，桐子大，每服百丸，清茶或温酒下。

定志丸

治目不能近视，反能远视。

白茯苓、人参（各一两） 远志（去心）、菖蒲（各一两）

上为末，炼蜜丸，桐子大，以朱砂为衣。每十丸至三十丸，米饮食后下，日三服。

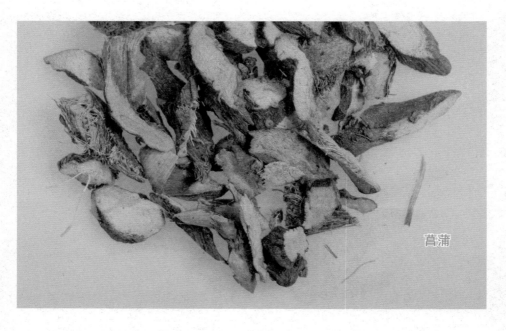

菖蒲

大芦荟丸

（一名九味芦荟丸）

治大人小儿下疳溃烂，或作痛。又治肝疳食积，口鼻生疮，牙龈蚀烂。

胡黄连、黄连、芦荟、木香、白芜荑（炒）、青皮、白雷丸、鹤虱草（各一两） 麝香（三钱）

上为末，蒸饼糊丸如麻子大。每服一钱，空心米饮下。

四味肥儿丸

（一名小肥儿丸）

治诸疳发热，目生云翳，口舌生疮，或牙龈腐烂，肌肉消瘦，遍身生疮等症，与地黄丸兼服。

黄连（炒）、芜荑（炒）、神曲（炒）、麦芽（炒，各等分）

上为末，水糊丸桐子大，每服二三十丸，空心白汤下。

阿魏膏

治一切痞块，更服胡连丸。

羌活、独活、玄参、官桂、赤芍药、生地黄、两头尖、大黄、白芷、天麻（各五钱） 槐、柳、桃枝（各二钱） 红花（四钱） 木鳖子（二十枚，去壳） 乱发（如鸡子大，一块）

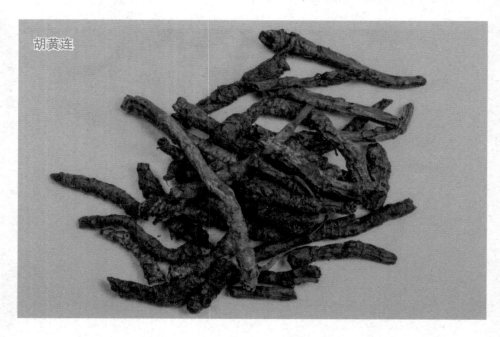
胡黄连

280

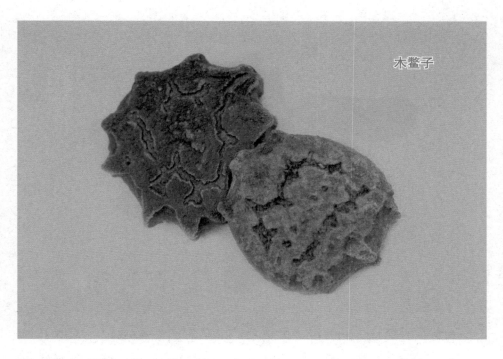
木鳖子

上用香油二斤四两，煎黑去渣，入发煎，发化乃去渣，徐下黄丹煎，软硬得中，入芒硝、阿魏、苏合油、乳香、没药各五钱，麝香三钱，调匀，即成膏矣，摊贴患处，内服丸药。

黄丹须用真正者效。凡贴膏药，先用朴硝，随患处铺半指浓，以纸盖，用热熨斗熨，良久，如硝耗再加熨之二时许，方贴膏药，若是肝积，加芦荟末同熨。

桃仁承气汤

治血结胸中，手足不可近，或中焦蓄血，寒热胸满，漱水不欲咽，善忘，昏迷，其人如狂。

桃仁（半两）　大黄（一两）　甘草（二钱）　桂（三钱）　芒硝（三钱）

上每服一两，姜水煎。

抵当汤

治下部蓄血，腹内作痛，手不可近，或发狂，少腹满硬，小便自利，大便反黑，如狂者在中，发狂者在下也。

下篇·内科摘要 第二卷

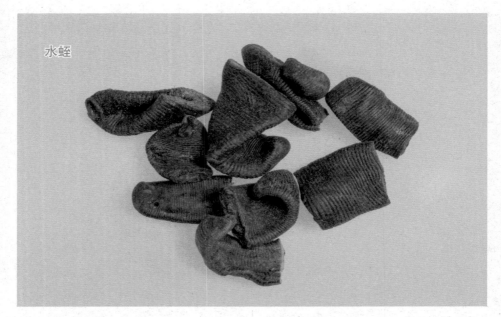

水蛭

大黄、水蛭（炒，各半两）　虻虫（去翅足）、桃仁（各三钱）

上每服五钱，水煎服。如作丸，炼蜜和之。

花蕊石散

硫黄（上色明净者，四两）　花蕊石（一两）

上各为末拌匀，先用纸筋和盐泥瓦罐一个，泥干入药，仍用泥封口，候干，用炭周叠赤，罐冷取出，为细末。每服一钱，酒下。

搜风顺气丸

治痔漏风热闭结。

车前子（一两五钱）　大麻子（微炒）、大黄（五钱，半生半熟）　牛膝（酒浸）、郁李仁、菟丝子（酒浸）、枳壳、山药（各二钱）

上为末，炼蜜丸，桐子大。每服三十丸，白汤下。

五淋散

治膀胱有热，水道不通，淋涩不出，或尿如豆汁，或成砂石，或如膏汁，或热怫便血。

赤茯苓（一钱五分）　赤芍药、山栀（各一钱）　当归、甘草（各一钱二分）

上入灯芯，水煎服。

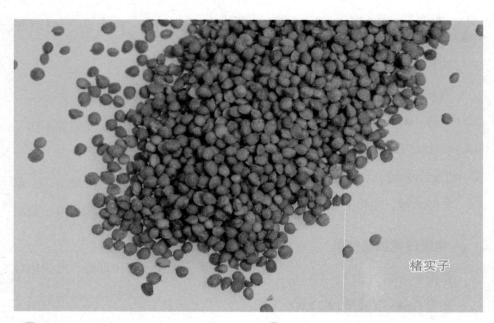

楮实子

🌸 加味逍遥散

治肝脾血虚发热，或潮热，晡热，或自汗盗汗，或头痛，目涩，或怔忡不宁，或颊赤口干，或月经不调，肚腹作痛，或小腹重坠，水道涩痛，或肿痛出脓，内热作渴等症。

当归、芍药、茯苓、白术（炒）、柴胡（各一钱） 牡丹皮、山栀（炒）、甘草（炙，各五分）

上水煎服。

🌸 逍遥散

即前方去山栀、牡丹皮。

🌸 还少丹

治脾肾虚寒，饮食少思，发热，盗汗，遗精、白浊。又治真气亏损，肌体瘦弱等症。

肉苁蓉、远志（去心）、茴香、巴戟、干山药、枸杞子、熟地黄、石菖蒲、山茱萸（去核）、牛膝、杜仲（去皮姜制）、楮实子、五味子、白茯苓（各一两）

上各另为末，和匀，用枣肉百枚，并炼蜜丸桐子大。每服七十丸，空心温酒或盐汤下，日三服。

交加散

治食疟神效。

肉豆蔻（二个，一生一煨）　草豆蔻（二个，一生一煨）　浓朴（二钱，半制用，半生用）　甘草（二钱，半炙，半生用）　生姜（一两，煨五钱生五钱）

上姜水煎，发日五更服。

仲景白虎加桂枝汤

治温疟。

知母（六钱）　甘草（炙，二钱）　石膏（五钱）　桂枝（一钱）　粳米（一合）

上水煎服。此太阳、阳明经药也。

柴胡桂姜汤

治寒多，微有热，或但寒不热，名曰牝疟。

桂枝、黄芩、牡蛎、甘草（炙）、干姜（各一钱）　栝楼根、柴胡（各二钱）

上水煎服。汗出即愈，此少阳经药也。

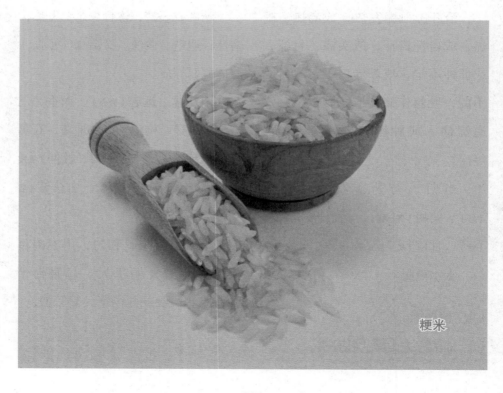

粳米

桂枝羌活汤

治疟。处暑以前发，头项痛，脉浮，恶风，有汗。

桂枝、羌活、防风、甘草 **（各一钱五分）**

上水煎，发而服，如吐，加半夏曲。

麻黄羌活汤

治症如前，但恶风而无汗。

麻黄 **（去节）**、羌活、防风、甘草 **（各半两）**

上如前服，加法同。以上二方，太阳经药也。

白芷汤

治疟病，身热，目痛，热多寒少，脉长，先以大柴胡下之，余热不尽，当服此药。

白芷 **（一两）** 知母 **（一两七钱）** 石膏 **（四两）**

上根据前服，此阳明经药也。

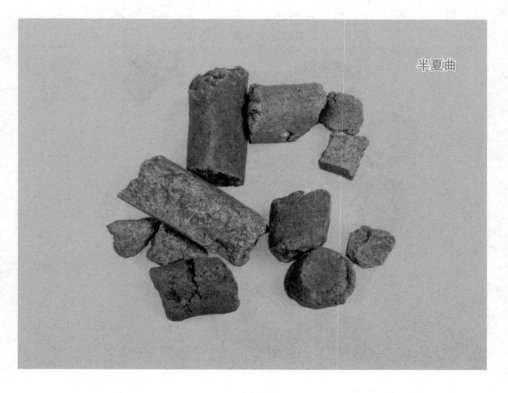

半夏曲

桂枝芍药汤

治疟寒热大作，不论先后，此太阳、阳明合病，寒热作则必战栗。经曰：热胜而动也。发热汗出不愈，内热也，此汤主之。

桂枝（五分） 黄芪、知母、石膏、芍药（各二钱）

上水煎，此太阳、阳明经药也。

桂枝黄芩汤

如服前药转剧，三阳合病也，宜此和之。

柴胡（一钱五分） 黄芩、人参、甘草（各八分） 半夏、石膏、知母（各五分） 桂枝（二分）

上根据前服。如外邪已解，而内邪未已，从卯至午发者，宜大柴胡下之；从午至酉发者，邪气在内也，宜大承气下之；从酉至子发者，或至寅发者，邪气在血也。

桂枝石膏汤

治疟隔日发，先寒后热，寒少热多。

桂枝（五钱） 黄芩（一两） 石膏、知母（各一两五钱）

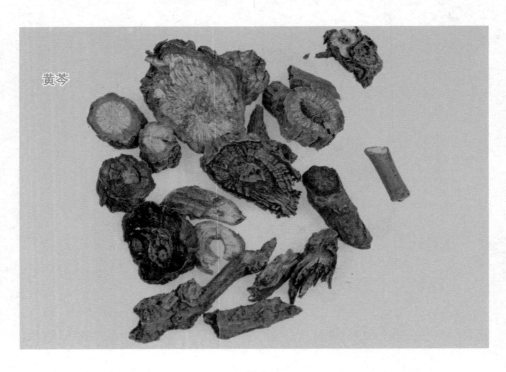

黄芩

上水煎，分三服。此太阳、阳明经药也。

麻黄黄芩汤

治疟发如前而夜发者。

麻黄（一两，去节）　甘草（炙，三钱）　桃仁（三十个，去皮、尖）　黄芩（五钱）　桂枝（二钱）

上根据前服，桃仁味苦、甘、辛，肝者血之海，血骤则肝气燥，经所谓：肝苦急，急食甘以缓之，故桃仁散血缓肝，谓邪气深远而入血，故夜发。此汤散血中风寒，乃三阴经药也。

香连丸

治痢疾并水泻、暑泻甚效。

黄连（净，二十两）　吴茱萸（去枝梗，十两）

上先将二味用热水拌和，入瓷器内，置热汤炖一日同炒至黄连紫黄色，去茱用连，为末，每末四两，入木香末一两，淡醋米饮为丸，桐子大。每服二三十丸，滚汤下。久痢中气下陷者，用补中益气下。中气虚者，用四君子下。中气虚寒者，加

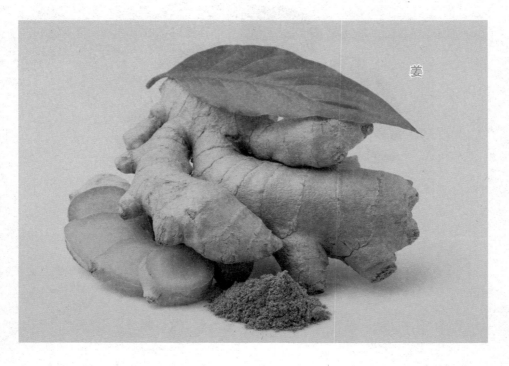

姜

姜、桂。

🌿 三黄丸

治热痢腹痛，或口、舌、咽、喉、齿痛，及一切实火症。

黄芩、黄连、黄柏（各等分）

上各另为末，水丸桐子大。每服七八十丸，白汤下。

🌿 芍药汤

治便血后重。经曰：溲而便脓血，知气行而血止也，行血则便脓自愈，调气则后重自除。

芍药（一两）　当归、黄连（各半两）　槟榔、木香、甘草（炙，各二钱）桂（二钱五分）　黄芩（五钱）

上每服半两，水煎。如痢不减，加大黄。

🌿 加减济生肾气丸

治脾肾虚，腰重脚肿，小便不利；或肚腹肿胀，四肢浮肿；或喘急痰盛，已成蛊疳，其效如神。

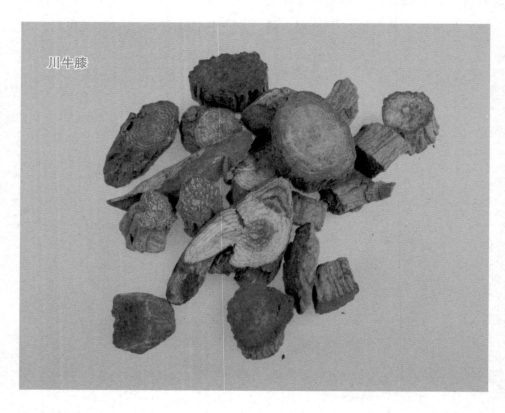
川牛膝

白茯苓（三两） 附子（半两） 川牛膝、肉桂（去皮）、泽泻、车前子、山茱萸、山药、牡丹皮（各一钱） 熟地黄（四两，酒拌杵膏）

上为末，加炼蜜丸桐子大。每服七八十丸，空心服，白汤下。

🌿 三因当归散

治脾土不能制水，水气盈溢，渗透经络，发为水肿。

木香、赤茯苓、当归、桂、木通、赤芍药、牡丹皮、槟榔、陈皮、白术（各等分）

上每服五钱，水煎服。

🌿 不换金正气散

治脾气虚弱，寒邪相搏，痰停胸膈，致发寒热，或作疟疾。

浓朴（去皮，姜制）、藿香、半夏（姜制）、苍术（米泔浸）、陈皮（各一钱）甘草（炙，五分）

上姜、枣，水煎服。

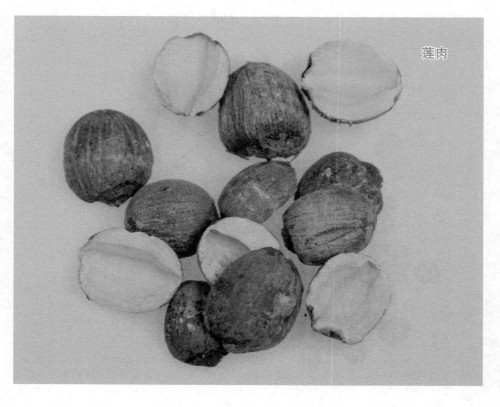

莲肉

七味白术散

治中气亏损，津液短少，口舌干渴，或口舌生疮，不喜饮冷，或吐泻后口干，最宜服。

人参、白术、木香、白茯苓、甘草、藿香（各五分）　干葛（一钱）

上水煎服。

参苓白术散

治脾胃不和，饮食少进，或呕吐泄泻，凡病后宜此调理。

人参、茯苓、白扁豆（去皮，姜汁拌炒）、白术、莲肉（去心、皮）、砂仁（炒）、薏苡仁（炒）、桔梗（炒）、山药、甘草（炙，各二两）

上为末，每服二三钱，用石菖蒲汤下，或作丸。

半夏汤

治胆腑实热，精神恍惚，寒热泄泻，或寝寒憎风，善太息。

半夏（一钱五分）　黄芩（一钱）远志（一钱）　生地黄（二钱）　秫米（一合）　酸枣仁（三钱，炒）　宿姜（一钱五分）

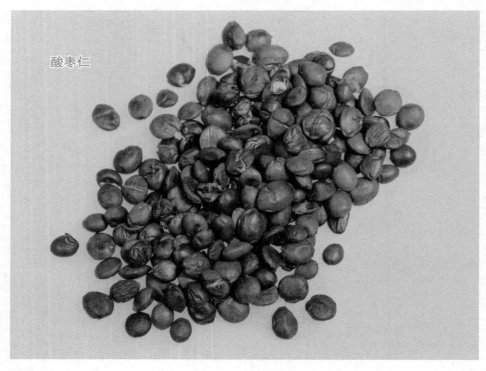

酸枣仁

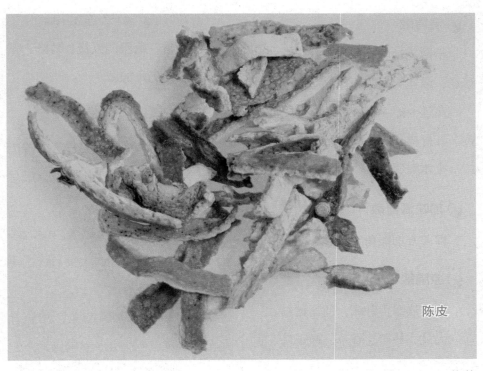

陈皮

上长流水煎服。

🌿 犀角地黄丸

治血虚火盛，血妄行，吐衄便下，若因忿怒而致，加山栀、柴胡。

犀角镑末、生地黄、白芍药、牡丹皮（各一钱半）

上水煎，倾出，入犀角末服之。

🌿 人参平肺散

治心火刑肺金，患肺痿，咳嗽喘呕，痰涎壅盛，胸膈痞满，咽嗌不利。

人参（四分）　青皮（四分）　茯苓（七分）　天门冬（四分）　陈皮（五分）地骨皮（五分）　甘草（炙，五分）　知母（七分）　五味子（十粒，杵碎）　桑皮（一钱）

上姜水煎服。

🌿 清凉饮

治实热便秘，或喉中肿痛。

当归、赤芍药、甘草（炙）、大黄（蒸，各等分）

上每服五钱，水煎服。

🌱 清胃散

治醇酒浓味，唇齿作痛，或齿龈溃烂，或连头面颈项作痛。

黄连（炒，一钱五分）　当归、生地黄、牡丹皮（各一钱）　升麻（二钱）
上水煎服。

🌱 加味清胃散

即前方加犀角、连翘、甘草。

🌱 凉膈散

治实热喉舌肿痛，便溺秘结。

大黄、朴硝、甘草、栀子仁、黄芩、薄荷叶（各一两）　连翘（四两）

上为末，每服四五钱，竹叶，蜜少许煎服，仍量加减。

🌱 润肠丸

治伏火风热，大肠干燥。若因失血，或因肾不足，当滋肾，最忌此丸。

麻子仁、桃仁（去皮、尖，另研，各一两）　羌活、当归尾、大黄（煨）、皂角仁、秦艽（各五钱）

上另研为末，炼蜜丸，猪胆汁丸尤妙。每服三十丸，食前滚汤下。

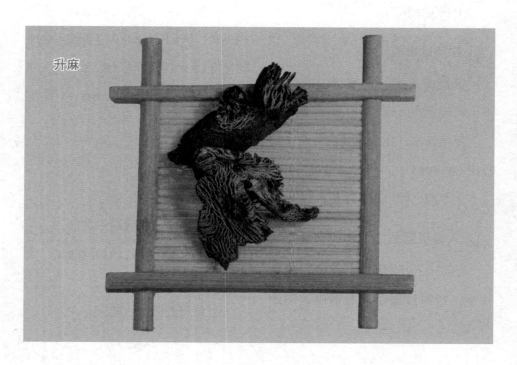

升麻

若燥在直肠，用猪胆汁导之，亦忌前药。

滋肾丸

治热在血分，不渴而小便不利，或肾虚足热，腿膝无力，不能履地。

知母（酒炒）、黄柏（酒炒，各二两）肉桂（二钱）

上各另为末，水丸桐子大。每服二百丸，空心白滚汤下。

黄芩清肺饮

治肺热小便不利，宜用此药清之。

黄芩（一钱）　山栀（二钱）

上水煎服。不利，加盐豉二十粒。

清心莲子饮

治热在气分，口干作渴，小便白浊，夜安昼热，或口舌生疮，咽干烦躁作渴，小便赤淋。

黄芩（炒）、麦门冬、地骨皮、车前子（炒）、甘草（各一钱半）　石莲肉、茯苓、黄芪、柴胡、人参（各一钱）

上每服五钱，水煎服。

调中益气汤

治湿热所伤，体重烦闷，口失滋味，二便清数，或痰嗽稠黏，热壅头目，体倦，少食等症。

黄芪（一钱）　　人参（去芦）　甘草、苍术（各五分）　柴胡、橘皮、升麻、木香（各二分）

上水煎，空心服。

三生饮

治卒中昏愦不知人，口眼㖞斜，半身不遂，并痰厥、气厥。

南星（一两，生用）　　川乌（去皮，生用）、附子（去皮生用，各半两）　木香（二钱）

上每服五钱，姜水煎。

秦艽升麻汤

治风寒客手足阳明经，口眼㖞斜，恶见风寒，四肢拘急，脉浮紧。

升麻、干葛、甘草、芍药、人参、秦艽、白芷、防风、桂枝（各三钱）

上每服一两，葱白二根，水煎。

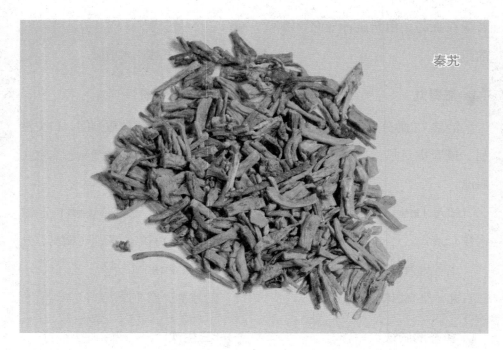

秦艽

愈风丹

治诸风肢体麻木，手足不随等症。

天麻、牛膝（同酒浸，焙干）、薢蓽（另研细）、玄参（各六两）　杜仲（七两）　羌活（十四两）　当归、熟地黄（自制）、生地黄（各一斤）　独活（五

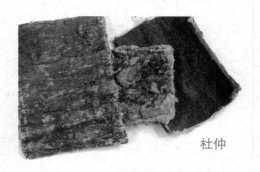

杜仲

两）　肉桂（三两）

上为末，炼蜜丸桐子大。常服七十丸，病大至百丸，空心食前温酒或白汤下。

地黄饮子

治肾气虚弱，舌喑不能言，足废不能行。

熟地黄、巴戟（去心）、山茱萸（去核）、肉苁蓉（酒浸焙）、附子（炮）、五味子、石斛、白茯苓、石菖蒲、远志（去心）、官桂、麦门冬（去心，各等分）

上每服三钱，入薄荷少许，姜、枣水煎服。

余方见上卷。

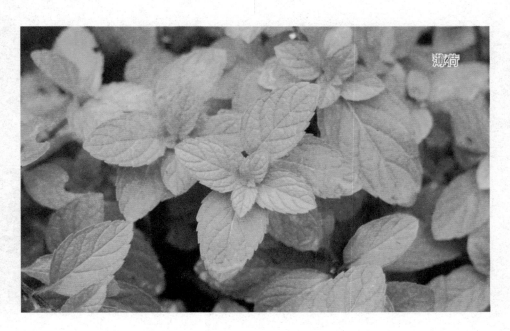

薄荷